医療処置を受ける幼児の対処行動を高めるオノマトペの効用

石舘　美弥子　著

風間書房

目　次

序　章 ……………………………………………………………………… 1
　はじめに ………………………………………………………………… 1
　本論文の構成 …………………………………………………………… 3

第 1 章　問題提起と研究目的 …………………………………………… 7
　第 1 節　小児医療におけるプレパレーションの必要性 …………… 7
　第 2 節　プレパレーションの実施における現状と課題 …………… 9
　第 3 節　プレパレーションに関する研究 …………………………… 11
　第 4 節　オノマトペに関する研究 …………………………………… 15
　第 5 節　研究目的 ……………………………………………………… 20
　第 6 節　研究の意義 …………………………………………………… 20

第 2 章　小児病棟看護師が使用するオノマトペの調査 ……………… 23
　研究 1 （2012 年 8 月） ………………………………………………… 23
　第 1 節　目的 …………………………………………………………… 23
　第 2 節　方法 …………………………………………………………… 24
　第 3 節　結果 …………………………………………………………… 27
　第 4 節　考察 …………………………………………………………… 38

第 3 章　看護学生が使用するオノマトペの調査 ……………………… 47
　研究 2 （2013 年 7 月〜2014 年 7 月） ……………………………… 47
　第 1 節　目的 …………………………………………………………… 47
　第 2 節　方法 …………………………………………………………… 48

第3節　結果 …………………………………………………… 50
　　第4節　考察 …………………………………………………… 62

第4章　採血場面の全国調査とオノマトペの
　　　　説明マニュアルの作成 ……………………………………… 65
　研究3（2013年10月～2014年3月）………………………………… 65
　　第1節　背景と目的 …………………………………………… 65
　　第2節　方法 …………………………………………………… 67
　　第3節　結果 …………………………………………………… 71
　　第4節　考察 …………………………………………………… 82

第5章　小児医療オノマトペ活用評価の因子分析 ………………… 87
　研究4（2013年10月～2014年3月）………………………………… 87
　　第1節　目的 …………………………………………………… 87
　　第2節　方法 …………………………………………………… 88
　　第3節　結果 …………………………………………………… 90
　　第4節　考察 …………………………………………………… 95

第6章　オノマトペを用いた介入研究 ……………………………… 99
　研究5（2014年8月～2015年1月）………………………………… 99
　　第1節　背景と目的 …………………………………………… 99
　　第2節　方法 …………………………………………………… 101
　　第3節　結果 …………………………………………………… 111
　　第4節　考察 …………………………………………………… 129

第7章　総合的考察 …………………………………………………… 135
　　第1節　本論文のまとめ ……………………………………… 135

第2節	オノマトペの説明マニュアルの適用	137
第3節	臨床的応用への提言	139
第4節	今後の課題	140

引用文献 143
謝辞 157
【付録】 159

付録A	研究1の施設への依頼状	160
付録A	研究1の対象者への依頼状	161
付録A	研究1の同意書	163
付録A	研究1のインタビューガイド	164
付録A	研究1の幼児のイラスト	165
付録A	研究1の面接フォーム	169
研究B	研究2の依頼状（教育機関宛）	170
研究B	研究2の依頼状（学生宛）	172
研究B	研究2の教育機関との承諾書	173
付録B	研究2の質問紙（実習前・実習後）	174
付録C	研究3，研究4の依頼状（施設宛）	181
付録C	研究3，研究4の依頼状（対象者宛）	183
付録C	研究3，研究4の質問紙	184
付録D	研究5の施設への依頼状	192
付録D	研究5の医療従事者への依頼状	195
付録D	研究5の対象者（保護者）への依頼状	197
付録D	研究5の同意書	199
付録D	研究5の調査手順	200
付録D	研究5の保護者への調査票（採血前）	201
付録D	研究5の主観的評価スコア（Wong-Baker FACES Pain Rating Scale）	202
付録D	研究5の採血実施者への調査票	203
付録D	研究5の調査フォーム	204
付録D	研究5の採血実施者用の説明見本	206

序　章

はじめに

　近年，小児医療において，子どもの権利を保障し子どもが主体的に治療や処置に臨めるように関わる援助として，プレパレーションが重要視されるようになってきた（及川，2002；楢木野，2006）．「プレパレーション」とは，治療や検査を受ける子どもに対し，認知発達に応じた方法で，病気，入院，手術，検査，その他の処置について説明を行い，子どもや親の対処能力を引き出すような環境および機会を与えることである（田中，2006）．しかし，必要性の認識と実施の現状にはずれがあり（楢木野，鈴木，片田，2000；飯村，筒井，込山，2005；斉藤，高梨，小倉，2010；北野，内海，和田，2012），実施方法の研究においては，手順書や紙芝居，人形，パンフレットなどの具体的なものが提示されオノマトペが使用されているが，使用するオノマトペに着目した研究は見当たらない．

　病院は子どもにとって恐怖の場所である（Gilboy & Hollywood, 2009）．十分な説明がなされず，医療処置を受けた子どもの心理的混乱は大きく，その影響はその後の治療経過にも影響を与える．強い恐怖や不安は身体的なストレス反応となり，疾患の回復を妨げる結果となる．中でも，病気を自分への罰として捉える幼児期の子どもの心理的負担は大きい．ピアジェの認知発達理論（Piajet, 2007）によると，幼児後期は「前操作的段階」と言われ，つらい治療処置は"自分が悪い子だったための罰"と歪めて捉える傾向がみられる．幼児は自分の経験範囲だけで解釈し，誤った理解や空想から不安を増強させるとしている（永井，林，2004）．幼児が安心して医療処置を受け順調な経過を送るためには，十分な説明を受ける必要がある．幼児が理解し受け入れられることばを調査し，個々に応じた望ましいことばを検討することが急がれ

る．

　子どもにかかわる看護師のことばには，成人を対象とした会話にはあまりみられない独特の言語的対応がある．注射や採血を「チックン」，吸入療法を「モクモク」などがその例として挙げられる．ここでは，難解な医療用語をわかりやすいことばに変換させているオノマトペが用いられている（和田，2008；石舘，2012）．これまで，国内外におけるオノマトペの研究はいくつか報告されているが，プレパレーションで使用されているオノマトペの研究は過去に見当たらない．

　一般に，大人が幼い子どもに話しかけるとき，「犬が来た」の代わりに「ワンワンが来た」，「しっかり噛みなさい」の代わりに「よくクチュクチュしなさい」と，子どもに分かりやすく言い換えることがある．そして，大人がこれらを使うことにより子ども自身も真似して使うようになる．このようなオノマトペは略式の口語として用いられ易く，言語によっては幼児語的イメージが強いとされる（深田，2013）．しかし実際には，日常生活で使用されるオノマトペは非常に多く，電子レンジで温めることを「チンする」，玄関のベルを押すことを「ピンポン」，拍手を「パチパチ」など枚挙にいとまがない．オノマトペは，フランス語の onomatopoee から借用した外来語であり，英語では onomatopoeia という，いずれも「命名する」というギリシャ語 onomatopoiia に由来しており（田守，2010），擬音語・擬声語・擬態語の総称を意味する（田守 スコウラップ，2011）．擬音語や擬声語は，「ザーザー」「ニャーニャー」などのように実際の音や声を言語描写したものを，擬態語は，「ヌルヌル」「ドキドキ」などといった音を発しない生物や事物の動き・変化の状態・様子などを言語描写したものである．オノマトペの定義では，有働（2007）による「オノマトペ的表現」として説明している広義の概念がある．そこでは，オノマトペに類似した形を持つ表現や，「どっこいしょ」や「ハイハイ」などの，一般に「感動詞」と分類されてきた表現も含み，表現豊かに韻律を伴って発話されることば全般を指すと緩やかに定義している．

本論文では，小児医療現場において，対幼児に使用していることばであり，擬音語・擬態語に加え，擬音語・擬態語に類似した形を持つ表現である「痛い」「大事」を反復形に整えた'イタイイタイ''ダイジダイジ'などの一般語彙のオノマトペ化も含むことばをオノマトペとする．なお，本論文でオノマトペを標記する際，一部を除いて，ひらがなや音声記号ではなく，カタカナに統一している．

オノマトペの最も基本的な出発点は自然音の模写にある．実際の音を模倣した，形と意味の間に何らかの対応関係がある，非恣意性を特徴としており，通常のことばでは表現しにくい微妙なイメージを簡潔に表現でき，対象への意思伝達に効果的であるとされている．特に，感覚を数量的に評価したり，程度の副詞を用いて説明したりすることが上手く行えない年少児を対象とする場合に有効（苧坂, 1999）と言われている．また，オノマトペのリズミカルな響きが子どもに安心感をもたらすという報告（古市, 2012）もある．オノマトペを用いた説明が医療処置を受ける幼児に有効なのか検証することで，根拠を持って現場での利用が可能となる．さらに，このようなオノマトペを活用したことばの説明マニュアルを作成することにより，小児医療現場でプレパレーションが容易に実施できることが期待される．

本論文の構成

本論文は，Figure 1 に示す通り，大きく3部に分かれて構成されている．

まず，第1部では，幼児への説明に使用されている医療場面のオノマトペの現状を調査した．第2部では，採血場面で使用されているオノマトペを整理し幼児への説明マニュアルを作成した．第3部では，採血を受ける幼児を対象に説明マニュアルを用いたプレパレーションを実施し，その有効性を検証した．

本論文の具体的な構成は以下の通りである．

第1章では，研究の動機，背景から，先行研究を概観し，研究を進める上

での課題を示した．

　第2章から第4章までは，調査研究である．第2章では，小児病棟の看護師にインタビュー調査を行い，医療処置を受ける幼児への説明にみられるオノマトペを検討した．

　第3章では，子どもにかかわる看護師以外にオノマトペが出現するのかどうかについて看護学生を対象に質問紙調査を行い検討した．

　第4章では，オノマトペの全国調査から，採血場面における幼児用説明マニュアルを提示した．

　第5章では，オノマトペに対するイメージを評価するために因子分析を行い，「小児医療オノマトペ活用評価尺度」を作成した．

　第6章は，介入研究である．前章までの結果を受けて，オノマトペの効果を実験的に検討した．

　第7章では，第2章から第6章までの研究において得られた結果に基づいて，総合的な考察を行った．最後に，本論文で得られた知見の臨床的応用とその意義を示し，今後の課題を提示した．

　なお，本論文の第1章に関する問題提起と研究目的は，"石舘美弥子，山下麻実，宍戸路佳，ほか（2014）：わが国の小児医療におけるプレパレーションの取り組みの現状と課題―プレパレーションの実践的普及に貢献する言語研究―，横浜創英大学研究論集，1，23-33."にて，一部報告している．また，第2章 研究1に関する目的・方法・結果・考察は，"石舘美弥子，谷田部かなか，山下麻実，ほか（2014）：医療場面において幼児に関わる看護師が用いるオノマトペの検討，小児保健研究，73(3)，453-461."，および，"石舘美弥子，山下麻実，いとうたけひこ（2015）：小児医療場面において看護師が幼児とのコミュニケーションに用いるオノマトペの特徴，小児保健研究，74(6)，914-921."を一部改変，再構成したものである．

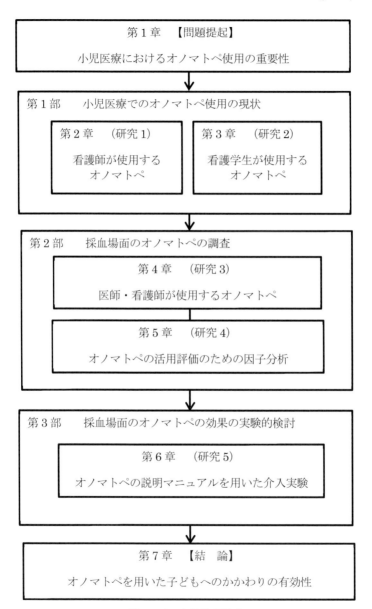

Figure 1　本論文の構成

第1章　問題提起と研究目的

　本章では，序章に引き続き，小児医療現場におけるプレパレーションを基本概念に持ちながら，医療処置を受ける子どもにオノマトペを用いて説明する重要性と課題を述べる．

　小児医療におけるプレパレーションの現状と課題を示し，オノマトペに関する先行研究を概観し，研究目的と意義を示す．

第1節　小児医療におけるプレパレーションの必要性

　病院において子どもたちに行われる検査や処置に対する心理的準備としてのプレパレーションは欧米を中心に広く行われてきた．アメリカ小児科学会は1971年に子どもの入院によるストレスを最小限にし，成長発達を促すためのチャイルド・ライフ・プログラムの重要性を強調した（American Academy of Pediatrics, 1971）．また，1982年にはWHOがヨーロッパの病院を視察後，「病院における子どもの看護の勧告」を出している．わが国では，1970年代から子どもの入院や病気に対する心理的反応とその対応に関する著書や訳本が出版されるようになり，子どもに対する手術前の説明や，退院時指導が行われるようになったと述べられている（松森，鴨下，2006）．しかしながら，わが国の小児医療の現場において，これまで身体に侵襲のある検査や処置について，思考能力が未熟な子どもに大人のようにインフォームドコンセントは成立しないとみなされ，医療者は保護者に説明し，保護者からの了解のみで実施してきた（片田，2000）としている．入院している子どもの権利を守ることが注目されたのは，1990年に日本医師会がインフォームドコンセントに関する報告を行ったことを機に患者の知る権利を尊重した医療が普及し，

1994年に批准された「児童の権利に関する条約」以降である．これを契機に，子どもは単に保護された存在というだけではなく，「権利を享受して行使する主体者」として位置づけられるようになった．その後，1999年に子どもや家族の最善の利益を考えた「小児看護領域の看護業務基準」（日本看護協会，2007）が日本看護協会より出された．看護業務において特に留意すべき子どもの権利として「説明と同意」「最小限の侵襲」「プライバシーの保護」「抑制と拘束」「意志の伝達」「家族からの分離の禁止」「教育・遊びの機会の保障」「保護者の責任」「平等な医療を受ける」という9つの権利を規定した．これらを受け，子どもにとって重要なケアが何であるかを考える指標が定まり，看護師の責務がより明確になってきた．

　病院は子どもにとって非日常的な場所である．見慣れない環境や見知らぬ人に囲まれることは脅威となる（Thompson & Stanford, 2003）．認知発達や情緒機能が未熟な子どもにとって，治療や処置の必要性を理解することは容易ではない．子どもは，このような状況下で苦痛の伴う治療や処置を受けることにより，心理的混乱状態から身体的ストレス反応を起こす．そしてそれは，子どもの病状の回復を妨げることに繋がる恐れがある．プレパレーションは，このような状況にある子どもの苦痛が少しでも緩和され治療や処置を受けられるようにという考え方に基づいたアプローチである（American Academy of Pediatrics, 2006）．つまり，プレパレーションとは，親と子どもを含めた病気や検査および治療の十分な説明と子どもへの積極的アプローチであり，病気に対する姿勢を子どもと共に考える，子どもの人権を尊重した医療と言える（田中，2006）．及川（2012）は，プレパレーションを行う具体的な目的について，①子どもに情報を提供すること，②情緒的表出を後押しすること，③医療者と信頼関係を築くこと，の3点を示している．また，子どもがどのような情報をもっているのか，どのようなことを知りたがっているのか，子どもの理解する力はどの程度なのか，それらのことを包括して情報は提供されるべきとも述べられている．子どもにとって有益な情報となるためには，子ど

もが理解できるような伝達が求められる．田中（2008）は小児医療におけるプレパレーションを，①病院に来る前，②子どもの発達身体的心理的アセスメント，③医療行為などの説明を発達に応じた方法で行う狭義のプレパレーション，④処置中のディストラクション，⑤検査や治療処置後の遊び（プレイセラピー効果），という5段階であると述べており，近年は子どもへの処置前の説明だけでなく，処置中，処置後も含めたかかわりへと，プレパレーションの概念が拡がってきている．本論文におけるプレパレーションとは，処置前から処置中，処置後も含めた子どもへのアプローチであり，「医療行為によって引き起こされる子どもの心理的混乱を最小限にし，その対処能力を高めるかかわり」と定義した．

第2節　プレパレーションの実施における現状と課題

　プレパレーションの実施を困難にしている問題は大きく2つ挙げられる．1つは時間と人員確保の問題であり，もう1つは知識と方法の習得である（斉藤，高梨，小倉，2010；田中，南風原，今，2007）．看護業務は予測のつかないことが多い．治療処置はその日に決定されることが多く，事前に準備することが難しい．予め決まっていた処置でも子どもの病状によって中止することや延期することが稀ではない．臨床現場では計画的にプレパレーションを行えない状況がある．また，看護師の勤務は交代制であり，一人の子どもを毎日同じ看護師が担当するとは限らない．さらに，看護師は常に複数の子どもを担当している．看護師一人当たりの平均担当子ども数は5〜6人（日勤帯）であり，組み込まれる次々の処置に対応することが求められ，時間的余裕がない．

　知識と実践に関連して，2003年，2008年および2009年に小児病棟がある全国の病院調査が実施されている（杉本，前田，2004；杉本，橋本，2009；橋本，ほか，2014）．2008年の調査では，採血や点滴の説明について「子どもに説明す

ることはとても必要」と認識している看護師は45.1％，医師27.0％であるが，実践しているのは，看護師25.3％，医師19.7％と減少している．また，子どもは処置が開始されるときになって，「ちょっと待って」と言うことがある．そのような場面で「待つ必要がある」という認識は，看護師72.9％，医師40.2％であるが，実際に「待つ」看護師は28.6％，医師は15.7％と低い実践率であった．2003年の調査と比較すると，「子どもがやる気になるのを待つ必要がある」という認識は，看護師，医師とも2008年に上昇したが，実際に「待つ」医師は減少していることがわかった（17.0％→15.7％）．斉藤，高梨，小倉（2010）による364施設の全国調査では，プレパレーションを実施している看護師の86.1％がその効果を認めており，看護師長の94.0％が，プレパレーションが必要であると考えていることがわかった．しかし，実際にプレパレーションを実施している看護師は23.3％，病棟で実施していると回答した看護師長は30.5％に過ぎなかった．すなわち，病棟単位では約7割が実施していないという結果が示された．さらに，2009年の調査において，約8割の看護師が3～5歳の子どもへの採血・点滴時の関わりについて，「子どもに説明してから押さえる」，「子どもを励ます」「子どもの安全を確保するために行う」，「時間がないので短時間で行うために押さえる」，「子どもは納得したようにみえて暴れるため必ず押さえる」と回答しており，プレパレーションの必要性を認識しながらも迅速に業務を遂行したいという医療者の都合から子どもを抑制している実態が明らかとなった．「子どもは話してもわからない」「話すとかえって不安になる」「おさえつけないと暴れて危ない」といった理由で子どもからの同意なしに身体を抑えつけて検査や処置を行い，子どもの心に傷を負わせるような現状がある（古橋，平田，2012）．今後，医療者の都合や考えで子どもを抑制することなく，子ども自身が主体的に医療処置に参加できるような関わりを検討することが急務である．

プレパレーションに対する看護師の捉え方は，「事前説明」「治療，処置の受け入れ準備」の2つの主な認識が抽出され，ここでは，「人形や絵本など

のツールを活用する説明方法」という認識が多く，ツールがなければ実施できないという誤認識に繋がることが懸念された．また，プレパレーションを実施する時期について，早すぎると子どもが空想して考えが歪められ，遅すぎると子どもの心の準備が整わないまま治療や処置に臨むことになるという思い（楢木野，高橋，2002）から，実施に対する躊躇も考えられる．プレパレーションは，いつでも，どこでも，子どもと親が必要なときに提供されるべき関わりということを基本に考えることが必要であろう．

第3節　プレパレーションに関する研究

　これまで，医療処置を受ける幼児へのプレパレーションの実践に関する事例報告や実験・調査研究は数多くみられている．入院，術前説明，採血などの処置，CT や MRI などの検査において，紙芝居・絵本・DVD・人形・模型などを用いたプレパレーションの実践研究が行われている．
1）紙芝居に関する研究
　平野・北林（2005）が，3～5歳児に対し，西崎・穴見・小林（2007）が，3～6歳児に対し，採血前に紙芝居を用いたプレパレーションを行った結果，採血に対する恐怖や不安が軽減されたと考察している．松崎・直木・白山（2004）の報告では，予防接種を受けた60名の小児（平均年齢3±1歳）を対象に紙芝居によるプレパレーションを行った結果，子どもの協力が得られ安全に注射を行うのに協力的であった，としている．その他の医療処置では，ギプス固定（外賀，松倉，松波，2005），非侵襲的陽圧換気法（菊池，2012）のプレパレーションにおいて取り入れ，子どもの視覚的・感覚的な理解を促進することに繋がったと述べている．
2）絵本を用いた研究
　仲尾・石川（2004）が入院中1回目の採血で，採血中家族が付き添わない3～6歳の幼児を対象に，絵本によるプレパレーションの効果を検討した．

言葉による説明のみの対照群と比較検討した結果，3，4歳児では，入室時に実験群の情動スコアの変化が少なかったが，協力行動スコアは対照群に比し，有意に低い結果が得られた（得点が低いほど協力行動が得られている）．結論として，プレパレーションを行うことで，3，4歳児は「嫌だけど動かずにがんばる」という気持ちを高めることができた，としている．石垣・但木・澤田（2005）は，痛みを伴う処置を受ける3～6歳児の処置前後の対処行動を絵本によるプレパレーションの有無で比較した．結果，プレパレーション実施群では対処行動が有意に多く，主体的な行動が促された，としている．また，手術前のプレパレーションは絵本を使用することで手術への不安が軽減し，幼児の準備性が高まり（高橋，竹本，矢田，2008；小椋，中井，奥田，2007），母親へ良い影響を与えた（大池，2007）と報告している．

3）DVDやPCツールを導入した研究

腎生検を受ける3～6歳児が安静度を説明したDVDを視聴した結果，安静を守ることができたと述べている（安東，原，栃山，2008）．同様に3～6歳児に対し，点滴のDVD視聴後に点滴に対する恐怖心が軽減されたことを確認した（山本，島村，藤岡，2012）．関・内山・小枝（2009）は，5～7歳児73名に対するMRI撮像において，撮影中のビデオ視聴などにより5歳児の74.1%，6・7歳児の全例が非鎮静下で撮像が可能だったと報告している．また，伊藤・岡崎・恩田（2008），伊藤・岡崎・内藤（2009）により開発されたPCツールは子ども参加型のプレパレーションであり，絵本に比較し有効的であると述べている．さらに，化学療法を受ける小児がん患児（8～16歳）を対象とした研究では，コンピュータゲームを取り入れることで，子どもの恐怖や抑うつ症状が有意に低下したとしている（Li, Chung, & Ho, 2011）．

4）人形や木材模型などのモデルに関する研究

視覚情報に加えて，触覚などその他感覚情報に働きかける手段が選択されている．人形を用いた研究は1960年代頃よりみられており，心臓カテーテル検査のために入院した3～11歳の子どもたちにパペットを用いたプレパレー

ションが実施された（Cassell, 1965）．また，子どもがキワニス人形に自由に顔など描くことで心理的状態が把握でき，その人形を用いながら医療処置を説明した結果，子どもの恐怖心を和らげる例が報告されている（Gaynard, Goldberger, & Laidley, 1991; Matthews & Silk, 1994）．キワニス人形は国際奉仕団体キワニスが特に小児医療の場で治療・処置の説明や子どものお気にいりの玩具代わりに用い，子どもの安心をもたらす目的で病院や施設に寄贈しているものである．河村・泊（2011）は，3歳以上の患児と家族を対象とし，骨髄穿刺と腰椎穿刺の前にキワニス人形を用いたプレパレーションを実施した．結果，子どもが主体的に検査に臨み，必要以上の緊張や不安が軽減された，としている．西尾（2010）は，緊急入院となった3～5歳児に対し，人形を使用したプレパレーションにより，患児の心の準備への効果が期待できたと述べている．中原（2007）も，白血病の5歳と6歳の幼児にキャラクター人形を用い，遊びを取り入れた骨髄穿刺，腰椎穿刺の説明をした結果，子ども自身の対処能力を高めたと報告している．人形と模型を併用したプレパレーションの報告では，半田・二宮・蛯名（2006）が，CTやMRI検査を受ける4～6歳の子ども9名とその親を対象に実施した結果，「子どものイメージづくりへの導入」がなされ，子どもの関心を模型や人形に引きつけることができ，「子どものイメージづくりを強化」する介入方法が導き出されたとしている．

5）医療器具やリハーサルに関する研究

実際に使用される医療物品として，心電図モニターシールやマスク，浣腸用注射器，ネラトン，点滴といった物品が用意される．また，幼児の対処行動の向上を目的としたリハーサルや術前訓練（本間，植松，藤谷，2003）などが行われている．吉本・高窪・田中（2004）は，鼠径ヘルニア根治術を受ける子どもの入院から退院までの11場面で医療物品・絵本・人形での遊びなど，複数のツールを織り交ぜたプレパレーションの有無で比較研究を行った．その結果，2場面（オリエンテーション，ガーゼ交換時）において有意差がみられ，

場面によって介入効果が得られることを明らかにしている．

複合的な情報提供と子どもの対処行動を高めるためのリハーサルは，キワニス人形・絵本・遊具・キャラクター作成（山口，光盛，今村，2010），医療器具・絵本・人形（橋本　谷，2009），医療器具・玩具・人形（橋本　杉本，2007）でも有効性が示されている．

6）説明やケアモデルに関する研究

幼児期は状況を理解するとき，子どもが抱く個々のイメージを中心としたことばや意味を捉えることがある．たとえば，「おなかのバイキンマンをやっつける」と説明すると子どもは容易に理解できる（楢木野　高橋，2002）．子どもが普段の生活で使用している，あるいは，知っていることば，状況など，生活体験に合わせた情報を取り入れることが子どものかかわりでは重要となる．

子どもの説明に焦点を当てた研究では，子どもの自我機能のサポート（勝田，片田，蛯名，2000）や，子どもの自律性とのかかわり（飯村，筒井，込山，2005）から，子どもへの説明を行うことの必要性が提言されている．また，子どもの不安を軽減する関わりとことばの特徴として，安心できる状態に近づける伝え方（加藤，2008）が報告されているが，ことば自体に焦点を当てたものではない．

蛯名（2000）による「検査・処置を受ける子どもへの説明と納得に関するケアモデル」は，3～4歳，5～7歳，8歳以上の発達段階別に構成されたものである．具体的には，検査・処置（採血・点滴・抜糸など）場面の内容について，どの部分がよいケアか，どうすれば改善されるかをモデル的に記述したものであり，医療者・患児・家族の言動の解釈とその根拠，実践への応用方法も記されている．作成されたケアモデルを活用し，臨床の場で試みた結果，説明することに関する看護師の認識に変化がもたらされ，子どもへの説明と親の協力を意識したケアの実践が増えたと報告されている（松森，二宮，蛯名，2004）．また，松森（2010）は，ケアモデルの作成と同時に発達段

階別に対応したチェックリスト（39～43項目）を考案し，評価後精選された項目数（24項目）による簡易版モデルを提案している．このチェックリストは，倫理的な視点を重視した看護師の行動指針として活用できるものである．しかし，いずれも抽象的な内容であり，また，経時的な流れに沿った手順書ではない．

他方，プレパレーションの実施手順を示したものに，田中（2006）によるガイドブックがある．プレパレーションの流れは検査・処置ごとにまとめられ，ぬいぐるみを子どもに見立てた学童用のマニュアル集が巻末資料に収められている．ガイドブックは，子どものための検査別説明ツールとして，平易なことばを基本に作成されたものである．たとえば採血手順に沿って明記されていることばの中に，「ごろんとベッドに横になったり」「手をぐーにして，ぎゅーっと握ってください」「いい血管が見つかったら，チックンします」（下線は筆者による）など，オノマトペが多く含まれている内容をもつが，オノマトペが使用されている根拠について説明されていない．

以上のように，これまでプレパレーションに関する研究は，説明を補足する支援ツールである視覚教材に焦点を当てたものが多く，実施の要である説明時のことばに関する検討は少ない．また，小児医療の現場でオノマトペが汎用されていることが示されたが，その有効性について未だ検証されていないことも明らかにされた．子どもにとって有効なオノマトペが明らかになれば，子どもに合わせた適切なプレパレーションの提供が可能となるであろう．

第4節　オノマトペに関する研究

日本語では，表現しにくい音，動作の様態，物事の状態などの微妙なニュアンスも，オノマトペを用いることによって鮮明かつ簡潔に表現することができる．オノマトペとは，日本語のなかにある，ゴーン（鐘），キーン（飛行機）のような擬音語とクルクル（回転），ピカピカ（輝き）のような擬態語を

一括して言うものである（小野, 2009). これまで, オノマトペの研究は心理学, 教育学, 健康科学など幅広い分野で行われている.

1）発達心理学

一般に, 大人が幼児に向けて話すことばは, 成人に向けて話すことばとその特徴が異なることが知られている. その特徴として, 抑揚を大きくとる韻律的側面, 関係節の利用を避けるなど統語的に単純な発話を行う統語的側面, 繰り返し冗長的な発話を行う語用論的側面などが挙げられる（Snow, 1978；荻野, 1989). 日本語を母語とする養育者は, 子どもに話しかける際にオノマトペを多用するといわれている（早川, 1981；小椋, 吉本, 坪田, 1997). オノマトペを多用するのは, オノマトペの持つ類像性の高さが子どもの言語取得の助けとなることを直感的に知っているためと指摘されている（遠矢, 1996). Inoue（1991）は, 幼児を対象に音声提示後の再生実験を行い, その結果, オノマトペのほうが成人語より記憶に残ると報告している. Imai, Kita, Nagumo, & Okada（2008）は, 2〜3歳の幼児に対し, 異なる歩き方を表現した動画を見せ, 音韻象徴を利用した新動詞とのマッチングを行った結果, 音象徴が動詞の獲得を促すことを示した. このことから, 幼児であっても音声が何らかのイメージを示していることを理解し, そのイメージを動作に結びつけられることが明らかになった.

2）認知心理学

苧坂（1999）は, オノマトペを「知覚印象の質（クオリア）を的確に運ぶキャリアー」とし, 感覚のことばの持つ精緻な感情の伝達を指摘している. ことばには主観的な感情が随伴している. それぞれのことばによってもたらされる感情的作用は, 単語によって異なることが推察される. 高橋（2001）は, ことばに内包される感情の次元や程度を感情価として測定している. また, 本間（2014）によれば, 感情価とは, 喚起される感情の質的な違いを想定するものであり, 一次元上にポジティブとネガティブを両極に配する双極性の概念とし, ポジティブやネガティブ, そして喜びや悲しみでもないニュート

ラルと便宜上分類することが可能であると述べている．

このようなことばの持つ主観的な感情はオノマトペにも存在することが知られている．吉村・関口（2006）は，オノマトペを反応語から分類し，オノマトペの持つ「ポジティブ－ネガティブ」軸が感情の「快－不快」軸とかなりの程度，重複すると説明している．苧坂（1999）は，オノマトペの痛みの次元に注目し，マグニチュード推定法で構成されるオノマトペの主観的評価スケールを作成した．オノマトペのなかでも，痛みを表すことばである「ムズムズ」「チクチク」「ヒリヒリ」「キリキリ」「ズキズキ」を例に挙げると，「ムズムズ」が最も弱い痛みをさし，順に痛みが強くなる序列があることを一次元上で示している．さらに，痛み感覚の分類では，強さに深層度を加えた調査で「ヒリヒリ」と「キリキリ」を比較した場合，「キリキリ」のほうが，痛みが強く深層的という結果が得られている．しかし，幼児の場合，痛みの様相の分化が進んでいないことから，小学生頃までに痛みの強・弱が発達し，続いて，表層的・深層的に基づいて痛みが捉えられるようになるということが示唆されている．

3）障がい児教育

障がい児へのリハビリテーション場面では，指導経験が長い指導者ほど課題動作を指示する際に「ギューッ」などのオノマトペを使う頻度が高く（遠矢，1996），幼児に対して動作を行う際の声かけにオノマトペを使用することで，適切な動作が可能となることが示されている（遠矢，1993）．知的障害児が通う養護学校の教師を対象とした研究もある．そこでは教師が使用するオノマトペに音楽的要素や動作との親和性，授業における臨場感，動作，作業の向上といった効果の可能性について述べられ（有働，2007；有働 高野，2007；高野 有働，2007a；高野 有働，2007b），知的障害児の教育場面における教師発話に児童の身体動作に沿った繰り返しのオノマトペが使用されているなど（高野，有働，2010），オノマトペの教育的効果について言及している．

4）子ども教育

子ども教育の現場では，保育者が動作と共にオノマトペを使用することによって，幼児がより臨場感を持って保育者の説明を理解し（近藤，渡辺，2008；近藤，渡辺，越中，2008），オノマトペ表現を通して動きを楽しむ幼児の創造性豊かな表現活動の実際について報告している（小川，下釜，高原，瀧，矢野，2013）．家庭における養育では，幼児を対象とした研究（石橋 丹野，2004）があり，4歳児・5歳児は，動作に関するオノマトペの使用が増加傾向にあったと述べられている．

5) 運動・スポーツ分野

　舞踊や動きの教育において，指導言語の重要性が指摘され，特定の擬音語・擬態語が独自の動作をイメージすると述べられている（坪倉 柴，1998；坪倉，柴，三宅，徳家，1999）．小学生の体育の授業における教師の児童に対するオノマトペの使用実態調査では，力強い動き，リズミカルな動き，メリハリのある動きなどを指導する時，U，O，Aの母音が効果的であることを報告している（小谷，石橋，横川，2003）．

　スポーツ教育の現場では，オノマトペを用いることで，動作表現の補助や簡略化，モチベーションや動作パフォーマンスの向上といった効果があるとしている（藤野，2012；藤野，ほか，2005）．運動・スポーツ領域で身体動作を表現するオノマトペを「スポーツオノマトペ」と称し，これらをまとめたデータベースを構築し，電子辞典の開発に着手している（藤野，井上，吉川，仁科，山田，2006）．

6) 医療・看護分野

　漢方医学においては，病態の記述に有用なオノマトペが積極的に使用されている（守山，1996；2000；2001；2002）．痛みや身体の状態を表す擬態語として抽出された語には，「ビリビリ」「ヒリヒリ」「ガンガン」「ズキズキ」「キリキリ」「シクシク」などが紹介されている．

　西洋医学においても，オノマトペで表現される症状が特定の臓器や部位と関連していることを示し，感覚と共起する擬態語の例として，皮膚感覚と共

起する「ガサガサ」「ザラザラ」の擬態語を挙げている（石田 小野木，2006）．痛みや症状を表現するオノマトペに着目し，オノマトペを表す情報の定量化を目指す試みもみられている（上田，清水，坂口，坂本，2013）．

　看護の分野では，経管栄養剤の注入時に看護師が頻繁に使用している「ポタンポタン」「ポトッポトッ」「ダーッ」など，滴下の違いを明確に表現するオノマトペの特徴について報告している（服部，2010）．また，和田（2008；2012）は，医療処置場面で看護師が幼児に対して使用していることばの調査を行い，擬音語・擬態語などが多いと述べている．半田・二宮・西平（2008）の研究によると，心臓カテーテル検査に行く子どもに対して医療従事者が分かりやすい言葉として擬音語を利用した説明をしていたと報告している．それは例えば，「シュッシュ」と血圧を測る，ベッドに乗って「ガラガラ」と検査室に行く，検査中「ピコンピコン」とテレビ（心電図モニター）に出てくる，検査後足を「バタバタ」動かさない，検査後動いたら血が「ピューッ」と出てくる，茶色の円いもので「チョンチョン」と消毒する，などである．また，採血を受ける子どもに対して，擬音語を利用した声かけや発達段階に応じて，より簡単なことばを選ぶ必要性を述べている（Hughes，2012）．しかし，ここでは，擬音語・擬態語の効果の検討は全くなされていない．

　以上，これまでの様々な分野における知見の多くはオノマトペを用いた働きかけが子どもや大人に対して，特に感覚や動作を的確に伝達する際に効果があるという主張である．

　医療・看護分野においては，医療従事者間，看護師・患者間などのコミュニケーションにオノマトペが活用されていることは第3節に続き示されているが，多くの提案は実態調査から質的な示唆に留まり，実験的に検証されてきたわけではない．ここでは，対象の反応を確認することなくオノマトペの有効性を論じることに疑問が残る．この疑問に対して，長尾・箱田・清藤・渡部（2010）は，放射線科で胃透視検査を受ける成人を対象にオノマトペの

有効性を示している．具体的には，「バリウムを一口お飲みください」と「バリウムを一口ゴクンとお飲みください」といった2群間比較試験を行い，その結果，オノマトペを付加したほうの適正動作が増加したと報告しているが，これは成人期を対象としたものであり，子どもを対象とした研究ではない．医療処置場面において，「針」「刺す」など，ネガティブな感情価を持つことばは大人に対して頻繁に使用されている．しかし，このような刺激的表現について子どもはより敏感に感じ取る傾向があることから，オノマトペの有効性が期待される．

　これまで，医療処置を受ける幼児を対象としたオノマトペを用いた介入研究は過去に見当たらない．オノマトペが医療処置を受ける子どもにとって有効なのか検証することで，初めて根拠を持って臨床現場での利用が可能となると考える．

第5節　研究目的

　オノマトペを用いた説明が医療処置を受ける幼児に与える影響を明らかにするため，以下に3つの目的を挙げる．
1. 幼児への説明に使用されている医療処置場面のオノマトペを調査し，実態を把握する．
2. 医療処置場面で使用されるオノマトペを整理し，幼児への説明マニュアルを開発する．
3. 医療処置を受ける幼児を対象に説明マニュアルを用いたプレパレーションを実施し，その有効性を検証する．

第6節　研究の意義

　研究成果は，医療処置を受ける幼児に利用されることにより，不安や恐怖

の緩和になるとともに，幼児自身の主体的な対処行動に結びつくことが期待される．具体的な手順とことば見本が記された説明マニュアルを作成することにより，小児医療現場で容易にプレパレーションが実施できると考える．また，広く医療従事者に適用されることで幼児に対する共通表現として利用でき，幼児とその家族同士のコミュニケーションによる医療行為の理解促進にも有用となることが期待される．さらに，病院での医療処置場面に限らず，予防注射や健康診断での対応といった予防医療の現場，あるいは臨床カウンセリングなど治療的なかかわりにおいても活用を拡げることができると考えられる．

第 2 章　小児病棟看護師が使用するオノマトペの調査

　前章では，小児医療現場におけるプレパレーション実施の現状を示し，治療検査・処置を受ける子どもへの説明に使用されるオノマトペの重要性と可能性を提示した．

　小児医療現場で行われる治療検査・処置は，ほとんどの小児にとって非日常的体験である．検査は一般的に，病気の診断，治療方針の決定，治療効果の把握を目的として行われる．処置は治療の一部であることが多く，痛みを伴わない短時間のものから，薬物で入眠させ数時間以上かかるもの，入院が必要なもの，ただちに行わなければ生命にかかわるものなど，小児への侵襲の程度は様々である（丸，2014）．

　本章では，小児医療現場で行われる医療処置の中から，特に頻繁に実施される 7 種の場面を選択し，どのようなオノマトペが使用されているのか，まず実態調査を試みる．

研究 1（2012 年 8 月）
第 1 節　目的

1. 研究目的

　幼児への説明に使用されている医療処置場面のオノマトペを調査し，実態を把握する．

第2節　方法

1. 研究対象者

中部地方に在るA県のB大学病院看護部の協力を得て研究参加を募り，小児病棟に勤務する，5年以上の臨床経験をもつ看護師の中で，調査協力に同意を得られた10名を対象とした．B大学病院はA県の中核をなす病院であり，ハイリスクの周産期医療から小児医療分野における高度医療に対応しているといった特徴を持つ．

2. 調査方法

半構成的面接法に基づいて面接した．面接では，7種の医療場面（バイタルサイン測定，採血，点滴，吸入療法，口鼻腔吸引，腰椎穿刺，骨髄穿刺）を受ける幼児（3～6歳）を描いたイラストをタブレット端末に設定し視覚刺激とした（Figure 2-1）．なお，バイタルサイン（Vital signs）とは，体温・脈拍・呼吸・血圧を指し，生命維持に必要な徴候という意味であり，人の生命に関わる最も重要な情報を指す．

対象者には，タブレット端末に映し出されたイラストの幼児に対して，各々の医療処置を説明するよう教示した．対象者の幼児に対する，より自然な説明的発話を導き出すために，説明時間の制限は設けず，研究者による恣意的な誘導を極力避けるように努めながら，本人のペースで進められるよう

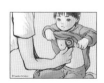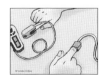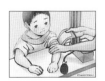

Figure 2-1　タブレット端末に設定した視覚刺激例（バイタルサイン測定）
注）イラストは石舘波子氏より提供を受けた：付録A研究1「幼児のイラスト」参照．

配慮した．面接の最後に，イラストに描かれた医療処置場面以外で幼児に説明していることばについて，追加で自由に発言してもらった．面接は，プライバシーを保てる個室において一人1回20〜37分行い，面接中の録音については文書と口頭にて予め同意を得て実施した．データ収集期間は，2012年8月であった．

3．分析方法

面接で得られたデータを専門家に依頼し逐語録に起こし，研究対象者の発話データを抽出した．データはCSV形式によるファイルとして整え，Text Mining Studio Ver4.2により読み込み，事前分析，本格分析の2段階で行った．

1) 事前分析

事前分析では，テキストデータを以下の手順で分析した．

(1) 分かち書き（形態素解析）：テキストを文節単位で意味の通る単語に分割した（服部，2010）．

(2) 単純集計（基本情報，品詞出現回数）

(3) 単語頻度分析：テキストに出現する単語の出現回数をカウントした．単語頻度分析の設定は，品詞は，名詞，動詞，形容詞，副詞に限定し，上位20件を抽出した．

事前分析の①〜③の結果から，「ゴロゴロ」「ゴロゴロさん」を「ゴロゴロ」に統一するなど，原文を参照しながら同義語として用いられている単語の類義語登録を行った．また，「まあるくなろう」「お兄さん指」など，文節単位に分割するのが難しい単語，および「グリグリ」「ポタポタ」「ジュッ」など，抽出されないオノマトペをユーザー辞書に登録した．なお，「シュッシュッ」と「シュッシュ」，「シュー」と「シューッ」，「ズルズル」と「ズルズルー」など，促音（ッ），長音符号（ー）の有無によって語義に違いが生じるオノマトペは別語とした（小野，2011）．

⑷ グルーピング：オノマトペの抽出は，日本語オノマトペ辞典（小野，2011）を参考にグルーピングした．抽出結果が用語の定義に即していることをオノマトペ研究の専門家よりスーパーバイズを受けた．

2）本格分析

事前分析をもとに，オノマトペに含まれる感覚様相を把握するための傾向分析，各場面を比較するための特徴語分析と，全体の発話において各場面を可視化するための話題分析を実施した．

⑴ 傾向分析：抽出されたオノマトペは，福田・苧坂（1992）を参考とした，近藤・渡辺（2008）による5項目，①視覚（「ピカッ」と光る），②聴覚（「カァカァ」鳴く），③触覚（「ベタベタ」する），④動作（「グルグル」回る），⑤気分・心情（「ドキドキ」する）を採用し分類した．なお，1つの語で異なる感覚刺激，あるいはそれらの融合したものを表現していると思われる場合，それらの内の主たる感覚に分類した．分類された5項目間において差を明らかにする際はχ^2検定を用い，検討した．分類にあたり，小児看護学の専門家4名，および，心理学研究の専門家1名と協議し，信頼性，妥当性の確保に努めた．

⑵ 特徴語分析：各医療場面に特徴的に出現するオノマトペを抽出した．特徴語分析設定は，品詞は，名詞，動詞，形容詞，副詞に限定し，行単位での抽出を行った．抽出の基準となる指標値は，Yates補正χ^2値を選択した．

⑶ 話題分析：全テキストで多用された話題の概観を捉え，特徴を分析した．具体的には，テキスト全体から関連の強いことば同士をまとめて，階層型クラスター分析を用いて，係り受け関係による「ことばネットワーク分析」を行った．特定の属性において頻出する単語であれば，その属性と単語は関連が強いことを示す．抽出する係り受け品詞は，係り元にオノマトペ，係り先に名詞，動詞，形容詞，副詞に限定した．行単位での抽出を行い，頻度2回以上出現で上位30件の係り受けを抽出した．

4. 倫理的配慮

　横浜創英大学研究倫理審査委員会の承認（承認番号第001号）を得た．データ収集に先立ち，B大学病院の責任者である副院長兼看護部長に文書と口頭で趣旨を説明し，了解を得た．個々の研究対象者へは，調査の趣旨，個人への不利益と危険性ならびに看護学上の貢献，倫理的配慮について書面に記載し口頭で説明をした．倫理的配慮の内容には，個人情報の保護，参加の自由と中断の保証，質問への対応方法，研究成果の公表方法を明記した．収集したデータは個人を識別する情報を取り除き，新たに番号を付けて匿名化した．

第3節　結果

1. 研究対象者の概要

　研究対象者10名（A～J）はいずれも総合病院に勤める看護師であり，小児科看護師経験年数は5～18年であった．

2. オノマトペの傾向

1）事前分析結果

⑴　基本統計量

　看護師10名の発話データの基本情報は，総文数は1,182，平均文長は7.7文字であった．内容語の延べ単語数は3,218語で，単語種別数（使用された単語の種類）は681語であった．語彙の豊富さを示す指標であるタイプ・トークン比（金，2009）は0.212であった．タイプ・トークン比とは延べ単語数に対する単語種別数の比率を求めたものである．つまり，単語種別数が多いとタイプ・トークン比が高値となり使われた単語の数が多く，話が豊富となる．

⑵　品詞出現回数

　品詞別出現回数は，名詞が1,668，動詞843，副詞359，形容詞173で名詞が最も多かった．

(3) 単語頻度解析

　看護師10名の発話データにおいて，出現回数の多い上位20件の単語はFigure 2-2 の通りである．最も出現回数が多かったのは，'ちょっと'であり，144回であった．続いて'チックン'が87回，'する'が57回であった．最も頻度の高かった'ちょっと'は，「ちょっとチックンね」「ちょっとマキマキしてみるねー」「ちょっとギューするよ」「ちょっとスースーするよ」など，オノマトペを修飾する副詞として用いられていた．上位20件の単語頻度分析において合計7語のオノマトペがみられた（'チックン''ペッタン''マキマキ''ギューッ''キレイキレイ''ネンネ''ゴロン'）．このうち，頻度の高かった'チックン'は，「チックン頑張ろう」「チックン終わるよ」など，採血，点滴，腰椎穿刺，骨髄穿刺の処置・検査における針の刺入の説明の際に使用された，オノマトペである．出現頻度3番目の'する'は，「チックンする」「ペッタンする」「ギューッする」のように，オノマトペと組み合わせて動作となる表現が多くみられた．

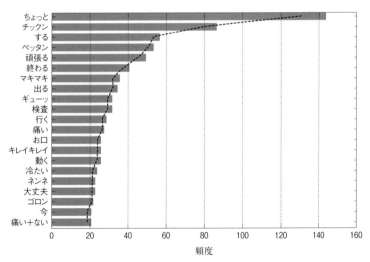

Figure 2-2　看護師の発話から抽出された単語頻度（総数）上位20件

(4) オノマトペの出現頻度

看護師10名の発話にみられた，延べオノマトペ数は503語，オノマトペ種別数は152語であった．Figure 2-3は，出現回数の多かったオノマトペの上位20件を示したものである．

最も頻度が高かったのは'チックン'であり，87回であった．これは，採血，点滴，腰椎穿刺，骨髄穿刺のいずれの処置・検査における針の刺入の説明に使用された表現であった．原文一覧をみてみると（Table 2-1），採血では，「おてて出して，チックンするよー」，点滴では，「チックン，ズッと入れとくよー」，腰椎穿刺では，「背中のチックンだよ」，骨髄穿刺では，「腰のチックンがあるから，ベッドにゴロンしようね」など，表現されている．出現頻度2位の'ペッタン'は'チックン'と共起して出現することが多く，54回みられた．これは，絆創膏を貼るときの表現であり，「ペッタン，ペッタンしようねー」などがその例である．続いて，'マキマキ'が36回みられた．これは出現頻度18位の「シュポシュポ」と併せて，血圧測定の説明時に

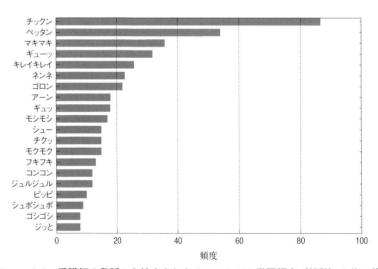

Figure 2-3　看護師の発話から抽出されたオノマトペの単語頻度（総数）上位20件

Table 2-1 看護師の発話から抽出された医療場面別オノマトペと原文例

医療場面	オノマトペ	原文の例（捕足説明）
バイタルサイン測定	ギュッ	体温計はさむね．ギュッしててね．
	ピッピ	お熱はかるねー．ピッピするねー．
	モシモシ	（心音測定で）モシモシするねー（聴診器を当てる）．
	ドキドキ	ドキドキしてるんだよー．
	マキマキ	（血圧測定で）マキマキするねー（マンシェットを巻く）．
	シュポシュポ	シュポシュポするよー（空気を入れる）．
	シュッシュ	シュッシュってなって（空気を入れる）痛くないからねー．
	ゴロゴロ	（腸音聴取で）お腹，ゴロゴロいってるかなー．
採血	チックン	（採血で）おてて出して，チックンするよー．
	キレイキレイ	ここ，キレイキレイするねー（消毒する）．
	ギューッ	（駆血帯で縛るとき）ちょっと，ギューッてするけど…
	ペッタン	ペッタン，カット判ペッタンしようねー（絆創膏を貼る）．
	ネンネ	ネンネする（横臥する）か，
	シャンコ	シャンコする（座る）か，どっちにしようか？
点滴	チックン	チックンのあとに，お薬行くねー．
吸入療法	モクモク	モクモクさんしようねー（噴霧）．
	シュー	シューて（噴霧），出てくるから，それ吸っててね．
口鼻腔吸引	ジューッ	ジューッて吸うよ．
	ジュルジュル	ジュルジュルねー．
腰椎穿刺	チックン	背中のチックンだよ．
骨髄穿刺	チックン	腰のチックンがあるから，
	ゴロン	ベッドにゴロンしようね（横臥する）．
	チョンチョン	消毒，チョンチョンってするよ．冷たいよー．
	ポンポン	（消毒を）ポンポンってするよー．
	バッテンコ	（テープを貼るとき）バッテンコに貼るよ．
清潔ケア	ゴシゴシ	（清拭で）からだ，ゴシゴシするよー．
	アワアワ	（入浴で）アワアワで，遊ぼうか？
	ゴロゴロペッ	（歯磨き後の含嗽で）ゴロゴロペッだよー．
検査全般	クルクル	（超音波検査で）クルクルする検査だよー．
	カッシャン	（X線検査で）お写真，撮りに行くからね．カッシャンだよー．
	カンカン	（MRI検査で）カンカンの部屋に行くよー．
	ガーガー	（CT検査で）穴の中に入ってね，ガーガーいうけどね．

用いられる表現であり，マンシェットを巻き，送気球を用いて空気を入れる動作を説明するときに用いられている．心拍，心音，呼吸音測定は'モシモシ'であり，17回みられた．胸部聴診の説明で多く表現されていた．'ピッピ'の10回は体温測定を表現している．続く'ギューッ'とともに表現することが多かった．4番目'ギューッ'は32回みられ，多義性のある語であった．脇の下に体温計を挟むとき，血圧測定の際，腕をマンシェットで締めるとき，採血時に手を握ってもらうとき，駆血帯で手を締めるとき，止血で押さえるとき，腰椎穿刺の体位をとるとき，といった，あらゆる場面で表現されていた．5番目が'キレイキレイ'の26回であり，14番目の'フキフキ'とともに，針刺入時の消毒のときに多く表現されていた．'モクモク''シュー'は15回で，吸入液が噴霧される様態を表現しており，吸入療法時に特徴的にみられた．口鼻腔吸引の際の説明は'ジュルジュル'が12回みられた．同数の12回出現していた'コンコン'は，吸入療法や口鼻腔吸引，呼吸音聴取の際に咳嗽を誘発する誘導として表現されていた．19番目の'ゴシゴシ'は清潔ケアで入浴や清拭の際に表現され，8回出現していた．

2) 本格分析結果

(1) 傾向分析

　研究対象者それぞれの分類結果を Figure 2-4 に示す．また，Table 2-2は，各分類項目で確認されたオノマトペ種別を示したものである．看護師10名の結果は，延べ語数および異なり語数ともに，いずれも〔動作〕に関するオノマトペが最も多く，〔聴覚〕，〔触覚〕が続いた．〔気分・心情〕と〔視覚〕に関するオノマトペは少なかった．このうち最多と次多となる〔動作〕と〔聴覚〕について χ^2 検定を行ったところ，延べ語数（$\chi^2(1, N=1602)=259.778, p<.01$），異なり語数（$\chi^2(1, N=304)=4.338, p<.05$）ともに〔動作〕が有意に多かった．

(2) 特徴語分析

　Table 2-3は，医療場面別の特徴語分析において，統計的に有意差が認め

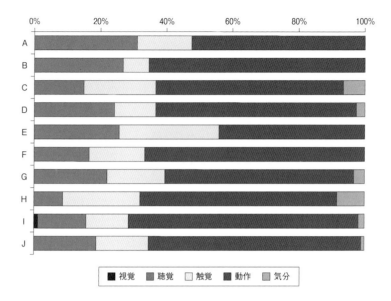

対象者	視覚	聴覚	触覚	動作	気分・心情	総数
A	0 (0.0)	30 (30.9)	16 (16.5)	51 (52.6)	0 (0.0)	97 (100.0)
B	0 (0.0)	24 (26.7)	7 (7.7)	59 (65.6)	0 (0.0)	90 (100.0)
C	0 (0.0)	11 (14.9)	16 (21.6)	42 (56.8)	5 (6.7)	74 (100.0)
D	0 (0.0)	27 (24.1)	14 (12.5)	68 (60.7)	3 (2.7)	112 (100.0)
E	0 (0.0)	11 (25.6)	13 (30.2)	19 (44.2)	0 (0.0)	43 (100.0)
F	0 (0.0)	9 (16.7)	9 (16.7)	36 (66.6)	0 (0.0)	54 (100.0)
G	0 (0.0)	19 (22.1)	15 (17.4)	49 (57.0)	3 (3.5)	86 (100.0)
H	0 (0.0)	4 (8.5)	11 (23.4)	28 (59.6)	4 (8.5)	47 (100.0)
I	1 (1.0)	15 (14.7)	13 (12.7)	71 (69.6)	2 (2.0)	102 (100.0)
J	0 (0.0)	18 (18.8)	15 (15.6)	62 (64.6)	1 (1.0)	96 (100.0)

Figure 2-4 5項目の感覚様相に分類された看護師別オノマトペの総数と割合（%）
注）縦軸は看護師10名を示す．

Table 2-2 看護師の発話から抽出されたオノマトペの分類

分類	視覚	聴覚	触覚	動作	気分・心情	総数
延べ語数 （割合）	1 (0.1)	168 (21.0)	129 (16.1)	485 (60.5)	18 (2.2)	801 (100.0)
異なり語数 （割合）	1 (0.7)	57 (37.5)	13 (8.6)	75 (49.3)	6 (3.9)	152 (100.0)
オノマトペ 種別[頻度]	ピカピカ[1]	コンコン[15] シュー[13] ピッピ[12] シュポシュポ[12] ゴロゴロ[8] ジャブジャブ[7] ジュルジュル[7] ピピッ[6] シュッシュ[6] シューッ[5] ゼーゼー[5] シャカシャカ[5] チャプチャプ[5] ゴホン[3] シューシュ[3] シュッシュッ[3] ゴホゴホ[3] ズルズル[3] ポタポタ[2] ガーガー[2] ガーンガーン[2] カッシャン[2] カンカン[2] ガンガン[2] カンカンカン[2] ゲホゲホ[2] ゴホンゴホン[2] ジャージャー[2] シャーッ[2] シュカシュカ[2] ジュッ[2] チャッポン[2] シュワシュワ[1] シュワシュワシュワ[1] ズルズルー[1] ゼロゼロ[1] ダー[1] チャッポン[1] バシャバシャ[1] パチッ[1] バンバン[1] ピッ[1] ビビピッ[1] ヒューヒュー[1]	チックン[87] チクッ[15] イタイイタイ[7] スーッ[7] ネバネバ[4] ヌルヌル[2] スースー[1] チクチク[1] チクリ[1] ヒンヤリ[1] プヨンプヨン[1] ベタベタ[1] ペタペタ[1]	ペッタン[54] マキマキ[36] キレイキレイ[32] ギューッ[26] アーン[23] ギュッ[22] ネンネ[18] モシモシ[18] ゴロン[17] フキフキ[15] モクモク[10] ジッと[9] チーン[8] ポンポン[8] ズッと[7] チャンと[7] プクプクペッ[7] グー[7] グーッ[6] ゴシゴシ[6] ヌリヌリ[6] ガラガラ[6] グッと[5] クルクル[5] グルグル[5] ダイジダイジ[5] ナイナイ[5] パッチン[4] バンザイ[4] ブクブク[4] ペタッ[4] ペッタンコ[4] アー[4] アワアワ[4] アンヨ[4] イー[3] ウッウン[3] ガラガラペッ[3] グチュグチュペッ[3] グリグリ[3] スーハー[3] パッテンコ[2] フー[2] ペッ[2]	ドキドキ[6] スッキリ[5] ズキズキ[3] ボーッ[2] トクトク[1] ドックンドックン[1]

Table 2-2 看護師の発話から抽出されたオノマトペの分類（続き）

分類	視覚	聴覚	触覚	動作	気分・心情	総数
		ブー[1]		ユックリ[2]		
		プチプチ[1]		イナイイナイ[2]		
		プッ[1]		ウトウト[2]		
		ブルブル[1]		オエオエ[2]		
		ポチャ[1]		オッキ[2]		
		ポチャポチャ[1]		カッカッ[2]		
		ポッタンポッタン[1]		ガブッ[2]		
				カミカミ[2]		
				キュッ[2]		
				ギュッギュッ[2]		
				グーパー[2]		
				グーパーグーパー[2]		
				グジュグジュペッ[2]		
				グルグルグルー[2]		
				グルッ[2]		
				コチョコチョ[2]		
				ゴロゴロペッ[2]		
				シッカリ[2]		
				シャンコ[2]		
				スーハースーハー[1]		
				スッと[1]		
				チョンチョン[1]		
				チン[1]		
				ドン[1]		
				トントン[1]		
				ニギニギ[1]		
				パー[1]		
				パクッ[1]		
				パックン[1]		
				バッテン[1]		
				ピーン[1]		
				ピタッ[1]		
				フーン[1]		
				フンッ[1]		
				フンフン[1]		
				ペッタンペッタン[1]		
				モワモワ[1]		

られたオノマトペについて示したものである（$p<.05$）．反復形のオノマトペは23種みられた（網掛けで表示）．

　バイタルサイン測定は10語であった．'モシモシ''ドキドキ''ポンポン'は聴診器での聴取の際，心拍，心音，呼吸音，腸音測定で使用された．'マキマキ''シュポシュポ''シュッシュッ''シュッシュ'は血圧測定の際，マンシェットを巻き，送気球を用いて空気を入れる動作を説明するときに用いら

Table 2-3 医療場面別のオノマトペ：特徴語分析結果

項目		バイタルサイン 頻度	χ²値	採血	頻度	χ²値	点滴	頻度	χ²値
小児医療オノマトペ	モシモシ	15	68.125	ギューッ	18	32.394	タイジタイジ	5	52.293
	マキマキ	22	59.984	チックン	32	24.190	ズッと	5	34.919
	シュポシュポ	9	45.580	グー	6	23.278	ポタポタ	3	26.465
	ピピ	7	33.966	チクッ	9	16.473	チックン	17	20.733
	ピピピ	8	28.958	スー	6	14.884	ナイナイ	3	18.656
	ドキドキ	4	6.895	キュッ	2	4.646	ポッタンポッタン	2	13.979
	ポンポン	4	6.895	チクリ	2	4.646	ペッタン	8	4.018
	シッカリ	2	5.734	ニキニキ	2	4.646			
	シュッシュッ	2	5.734	ピー	2	4.646			
	シュッシュ	3	4.913						

項目		吸入療法 頻度	χ²値	口鼻腔吸引	頻度	χ²値	腰椎穿刺	頻度	χ²値	骨髄穿刺	頻度	χ²値
小児医療オノマトペ	モクモク	15	172.300	ジュルジュル	12	102.738	チックン	22	23.540	ゴロン	14	61.426
	シュー	13	124.567	ゴンゴン	9	51.735	ズッと	15	18.318	グッと	4	11.550
	ガブッ	3	24.539	ジュッ	6	46.166	スキズキ	2	18.019	ベッタン	13	9.594
	カッカッ	2	12.940	グーン	6	46.166	グルッ	2	9.426	ベタベタ	2	8.763
	シューシュー	2	12.940	ゴホン	5	36.876	ボー	3	8.960	バンザイ	3	8.229
	シュワシュワ	2	12.940	ウッウッ	3	18.556	グッと	3	5.199	ネンネ	6	4.417
	ブルブル	2	12.940	スッキリ	3	12.732				キュッ	5	4.019
	ゴホゴホ	2	5.103	ズルズル	2	9.716						
	シューッ	2	5.103	ズルズルー	2	9.716						
	ゼーゼー	2	5.103									

＊網掛けは反復形のオノマトペを示す．Yates補正χ²検定．$p<.05$

れていた．'ピピッ''ピッピ'は体温計測定時の発信音を表現し，体温測定の際に使用されていた．採血には9語みられた．'ギューッ'は採血時に手を握ってもらうとき，駆血帯で手を締めるとき，止血で押さえるとき等に用いられていた．'ニギニギ'は手を握って貰うこと，'ピーン'は腕を真直ぐ伸ばすこと，'スーッ'はアルコール綿での消毒の冷たさを表現し，'チックン''チクッ''チクリ'は，採血の際の針の刺入の説明時に用いられていた．点滴は7語であった．'ダイジダイジ'は点滴を大切なものと表現し，'ズッと'は一時的ではなく継続して行われるものを，'ナイナイ'は点滴刺入部を保護するネットで隠すことを表現していた．'ポタポタ''ポッタンポッタン'は点滴筒から滴下される輸液の様子を指していた．'チックン'は点滴針の刺入の説明であり，'ペッタン'は絆創膏を貼るときの表現であった．吸入療法は10語みられた．'モクモク''シュー''シューシュー''シュワシュワ''シューッ'は吸入液が噴霧される様態を表現していた．嘴管を口に銜えてもらうときに'ガブッ'，喀痰喀出，喘鳴，含嗽について説明するときに'カッカッ''ゴホゴホ''ゼーゼー'が用いられていた．'ブルブル'はジェット式ネブライザーのコンプレッサーの振動音を表していた．口鼻腔吸引は9語であった．口鼻腔吸引の際の説明は'ジュルジュル''ジュッ''ズルズル''ズルズルー'で表現され，'コンコン''ゴホン''ウッウン'は，口鼻腔吸引後に咳嗽への誘発表現として用いられていた．'スッキリ'は吸引後の楽な状態を表していた．腰椎穿刺は6語みられた．'チックン''ズキズキ'は穿刺のときの痛みを表現していた．麻酔導入の場合の意識が薄れる表現として'ボーッ'が用いられ，動作の指示では，腰椎穿刺の姿勢のため背中を丸めるときに'グルッ'，止血で押さえるときに'グッと'，絆創膏の貼付では'ペッタン'が使用されていた．骨髄穿刺は7語であった．'ゴロン''ネンネ''バンザイ'はベッドへの横臥を説明するとき，円滑に骨髄穿刺の体位である腹臥位になれるよう，指示表現として用いられていた．'ギュッ''グッと'は髄液採取のとき，止血のときに用いられ，'ペッタン''ベタベタ'

は粘着性の高い絆創膏を表現していた.

また,語音をみると,バイタルサイン,吸入療法では'マキマキ'や'モクモク'などのマ行の柔らかい印象を与えるオノマトペが多く利用され,採血や点滴では,'チックン'や'チクリ'などのやや緊張感を与えるタ行のオノマトペが多く使われていた.

(3) 話題分析

医療場面別に表現された,看護師の発話にみられたオノマトペの係り受け関係をみるため,ことばネットワーク分析を行った(Figure 2-5).

採血,点滴,腰椎穿刺,骨髄穿刺の医療処置では針を刺す説明で共通にみられたのは「チックン→頑張る」(原文:チックン、頑張ろうね),絆創膏は「ペッタン→終わる」(原文:ペッタンして終わりだよー),吸入療法は「モクモ

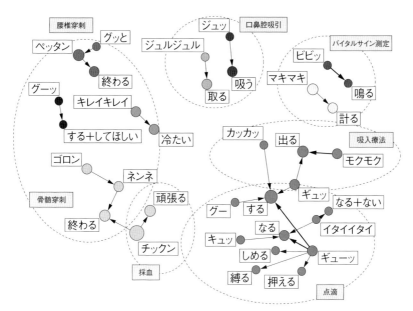

Figure 2-5 医療場面別ことばネットワーク分析結果(単語頻度2以上出現 上位30件を抽出)

ク→出る」(原文：モクモクさん、出てくるからね)、口鼻腔吸引は「ジュルジュル→取る」(原文：ジュルジュルさん、取るよ)、点滴は「ギューッ→なる」(原文：ギューッてなるよ)、バイタルサイン測定では、体温測定時の「ピピッ→鳴る」(原文：ピピって鳴るけど)、血圧測定の「マキマキ→計る」(原文：マキマキして計るねー)など、オノマトペと一般動詞が結びつく係り受け関係が示された．

第4節　考察

1. 看護師の発話に含まれるオノマトペ表現の豊富さ

　小児病棟の看護師は、医療場面における幼児への説明でオノマトペを多用していることがわかった．さらに、看護師の全発話を概観することで、オノマトペの範疇化ではない、オノマトペ的要素を含むことばを確認することができた．例えば、最も出現頻度が高かった'ちょっと'は、日本語オノマトペ辞典に掲載されていないこと、一般的な副詞として定着している現況から、オノマトペのグルーピングから除外し一般語彙とした．しかし、歴史的にはオノマトペとされていた時期もあり（日向、1991）、専門家の間においても、オノマトペ語彙と非オノマトペ語彙の境界について未だ一致した見解がみられていない．

　有働（2007）は、オノマトペに類似した形を持つことばをオノマトペ的表現と緩やかに定義している．広辞苑（新村、2008）によると、'ちょっと'は、「わずか、少し」とあり、物事の数量・程度や時間がわずかである様という意味で用いられることが多い．日本語オノマトペ辞典（小野、2011）に掲載されている同様の意味をもつ語には'チョコッと''チョッピリ''チョッキリチョ''チョックラ''チョックリ''チョッコラ'など、いずれも「チョ」を語頭にもつオノマトペが多数紹介されている．例えば、'ちょっと'と'チョコッと'の差異がどこにあるのか、明確な説明は見当らない．田守・スコウ

ラップ (2011) の記述によると，オノマトペの範疇化問題では，より語彙化されているオノマトペとあまり語彙化されていないオノマトペについて，「語彙性」および「オノマトペ度」の程度で説明している．オノマトペ語彙と一般語彙の厳然たる区別を求めようとすれば困難が伴う．しかし少なくとも'ちょっと'に関しては，有働 (2007) の定義するところのオノマトペ的表現とみなすことが妥当と思われる．今回，圧倒的な頻出回数であり，出現頻度1位の'ちょっと'を含めると，看護師の幼児に対するオノマトペ表現の豊富さがさらに明らかになったと言える．

2. 看護師の発話に含まれるオノマトペの傾向

分類では，〔動作〕に関するオノマトペが最も多く，続いて〔聴覚〕に関する語が出現していた一方，〔気分・心情〕〔視覚〕に関する語は少なかった．対象となった10名の看護師全員が同じ傾向を示しており，これは保育者を対象とした先行研究（藤野，2012；近藤 渡辺，2008）の調査結果と一致する．以下に，これらの分類に基づきオノマトペの傾向とその背景を考察する．

1) オノマトペの状況喚起力

出現頻度の高い〔動作〕〔聴覚〕に関するオノマトペをみてみると，簡潔に情景を表現している言語表現であり，イメージとの結びつきが強いことがわかる．

例えば，体温計を持ちながら'ピッピ'というオノマトペを聞くと，大抵の幼児は体温測定をすることを即座に理解できる．'ピッピ'という音は，電子体温計の発信音を意味するが，つまり，この一語だけで体温測定をする行為の具体的な描写力を持つことになる．血圧測定の例では，'マキマキ''シュポシュポ'と表現され，腕に巻いたマンシェットの緩やかに膨らむ音とその情景を思い浮かべることができる．吸入療法の例では，'モクモク'と吸入器から噴霧される煙が出てくる様態を，骨髄穿刺の例では，'チョンチョン''ポンポン'など，消毒液をつけた綿球を用いて皮膚面を軽く消毒す

る様子が表わされており，実施される医療処置を端的に描写している．また，X線検査を'カッシャン'，MRI検査を'カンカン'，CT検査を'ガーガー'という耳障りな機械音を用いることで，音の大きい検査の特徴を強調して示しているなどが挙げられる．

　一般に，わが国は日常生活においても，欧米諸国と比較してオノマトペ表現が多いことが知られている．幼い頃から，感性的ないし身体的な経験との共起関係の中でオノマトペが用いられてきている．臨場感のある描写力をもつオノマトペは，それ自体で出来事全体を表すことができることから，主観的でありながら強く感覚イメージを喚起する表現と言える．日本語母語話者であれば，たとえ幼い聞き手であってもオノマトペを介してある特定の場面や状況，出来事を喚起できる（吉村，関口，2006）ことから，看護師の説明においてオノマトペをいかに効果的に使っていくかは幼児にわかりやすく伝えるための重要な要素であることに間違いない．

2）オノマトペの身体性

　幼児の協力を得るためには，個々の医療処置場面で幼児自身がどのように行動しなければならないのか理解してもらう必要がある．保育者が幼児の動きを誘発する際に〔動作〕を描写するオノマトペを使用しているように，看護師もまた，意図する動作を幼児に遂行してもらうために〔動作〕のオノマトペを使用していることが考えられる．

　多様な用途で使用された'ギューッ'という表現は，運動障害児へ課題動作を指示するときに多く使用されていることが示されており（遠矢，1993），研究1においても動作を指示する際に多用されていることがわかった．'ギューッ'という表現からは少し押さえる程度という微妙な重量感を持つ行為が端的に描写され，直感的，身体的な理解を可能にしている．

　オノマトペは複数の意味を持つ多義語である．例えば〔動作〕に分類された'ブクブク'は〔聴覚〕〔動作〕において複数の意味を持つ語である．〔聴覚〕では，連続して泡立つ音を，〔動作〕では，口中に液体を含み，頬を膨

らませながらすすぐ動きを意味している．研究1では，このうち，優位な項目である歯磨き後の含嗽である〔動作〕に分類された．川口（2000）が指摘しているように，オノマトペは同一語でも2つ以上の意味分類に当てはまる用法を持つことから，文脈において真の意味を判断することになる．今回，複数の意味を持つオノマトペは，〔動作〕に分類されることが多かった．藤野（2012）は，オノマトペの長所として言葉では言い表せない複雑な動作内容も簡単に説明できると述べている．幼児は語彙が少ないことから，形容詞や形容動詞を用いた意思伝達が困難である．しかし，オノマトペは動作から受ける印象を感覚的に表現しているため，たとえ初めて耳にするオノマトペであっても比較的理解しやすいと言われる（吉村，関口，2006）．

　看護師は，難解な医療用語をオノマトペに置き換えることで，語彙の少ない幼児でも理解できると考えて使用しているのではないかと考えられる．動作を的確に伝達する際に非常に効果的（平田，喜多，2010）であることから，看護師が〔動作〕のオノマトペを表出することで，結果的に幼児の対処行動につながるのであれば，その有用性は高いと言える．

3）オノマトペの心情融和性

　単語頻度分析で注目すべきことは，出現頻度第1位であり，〔触覚〕に分類される'チックン'である．'チックン'は，侵襲度に差のある4種の医療処置（採血，点滴，腰椎穿刺，骨髄穿刺）に共通にみられた．針を刺すときの痛みの表現としては，他に，'チクチク''チクッ''チクリ'がみられたが，今回'チックン'が突出して使用されていることがわかった．先行研究では，〔触覚〕に関する検討は十分になされていないが，痛みを伴う医療処置の説明では外すことのできない感覚である．幼児への説明では最も苦慮する場面といっても過言ではない．看護師が'チックン'を多用する理由を考察する．

　第一に，語形の特徴が挙げられる．オノマトペの語形にはいくつかのパターンがあり，語基を［A］とした場合には［Aッ］［Aーッ］［Aン］など，語基を［AB］とした場合には［ABッ］［ABン］［ABリ］［ABAB］

などがあり，1つの語基を中心に変形パターンのオノマトペが存在する．'チックン'は，'チク'から派生した型であり，痛みを表現する際に同様のイメージを持つことが知られている．'チクチク'は音や動作の繰り返しないし連続という意味を表す反復形であり，繰り返し感覚が起こっているときに用いられる．

　一方，撥音「ン」は基本的に「共鳴」という象徴的な意味を表している語形である．'チクッ'と'チクリ'は，共にある痛みが一度だけ感じる様子を表している．両者を比較すると，'チクッ'は'チクリ'よりも瞬間的で急な終わり方であると感じられるのに対し，'チクリ'はややゆったりとした感じを表す．促音「ッ」は瞬時性やスピード感，撥音「ン」は共鳴を表すと言われている（田守 スコウラップ，2011）．促音「ッ」に撥音「ン」を付加した'チックン'は，瞬時性を保ちながら，音の共鳴をも重ね合わせる穏やかな表現と言える．痛みを伴う針の刺入について表現することばとして，的確さと優しさを包含する絶妙のオノマトペではないかと考える．

　第二に，擬人化の用法から説明することができる．'チックン'は接尾辞に「クン」が付加された擬人化表現と捉えられる．幼児期は動植物，無生物などを擬人化して考える傾向にあり（Piajet，2007），「クン」を付加することで，一種の親しみを持たせていることが考えられる．年長幼児が心の準備をするためには，子どもの世界に入り今の体験とこれからのイメージをつなげることが重要であると言われている（三浦，竹本，臼井，2013）．この意味において，'チックン'は，子どもにとって仲間であり味方でありヒーローにもなりえる存在として看護師に捉えられているかもしれない．'チックン'にはオノマトペの持つ独特の心情融和性があると考えられる．

　医療処置の説明では子どもに必要以上の恐怖を与えないように配慮することが求められる．時に母親が発する「そんなに悪い子だと注射してもらうよ」と言うことばに子どもは恐怖を覚える．年長幼児が安心した状態で痛みを伴う治療検査に臨むには子どもの感情に働きかける関わりが重要（加藤，

2008)といわれるように，看護師は子どもに与える恐怖を最小限に，しかし正しく説明するために'チックン'を選択するのではないかと考えられる．

3. 看護師の発話に含まれるオノマトペの統語的特徴
1)「オノマトペ＋する」動詞

看護師の発話から抽出された単語頻度（総数）において，出現頻度2位の「する」は'オノマトペ'に付加する形で多くみられ，「オノマトペ＋する」動詞として用いられていることがわかった．

養育者と子どもとの会話で用いられるオノマトペには，犬に対する'ワンワン'のように事物を指す名詞としての用法のほかに，「ジャブジャブする」のようにオノマトペにサ変動詞「する」を組み合わせて動作として表現する用法があり，子どもが産出する初期の動詞に多いと言われている（小椋，吉本，坪田，1997）．

出現頻度上位にある'チックン''ペッタン''マキマキ''ギューッ''キレイキレイ''ネンネ''ゴロン'の7件のオノマトペをみてみると，名詞としての使用以外に，「する」を付け加えて動詞化した用法が多くみられていた．例えば，「チックンする」は，採血，点滴，腰椎穿刺，骨髄穿刺の例で針を刺すときに，「ペッタンする」は，絆創膏を貼付するときに，「マキマキする」は，血圧測定のマンシェットを巻くときに，それぞれ表現されている．意図する動作を伝えるための〔動作〕に分類されるオノマトペ名詞の存在が明らかになっているが，研究1においては，名詞として使用されるほかに，「する」動詞を付加して動詞化する特徴的な形式が認められた．オノマトペは音や動作が特定のイメージと結びつく音象徴の特性を持つことから，子どもの初期の動詞習得を助ける働きをする効果が指摘されている（Imai, Kita, Nagumo, & Okada, 2008）．オノマトペの動詞化は，日常と異なる環境下で緊張を強いられる幼児にとって，容易に理解できることばではないかと推察される．

また，オノマトペと組み合わせて「オノマトペ＋する」動詞は，簡単に動

詞を作り出せる利点がある．幼児への説明では，難解な医療用語を子どもが理解できることばに言い換える必要がある．「オノマトペ＋する」動詞は成人語の活用の複雑さとは対照的に，語彙や表現を増やすことができる利便性の高い表現といわれる（鈴木，2013）ことから，言語知識の未熟な幼児に貢献するばかりでなく，看護師にとっても利用しやすい表現であると考えられる．

2)「オノマトペ」の繰り返し表現

医療場面別に抽出された有意なオノマトペの中で，最も多かった音韻形態は反復形であることが明らかとなった．反復形は日本語オノマトペ語彙の語形として最も多いことが報告されている（角岡，2007）．音韻反復は，音や動作の繰り返しないし連続という意味を表し，オノマトペ独特の表現である．例えば，聴診器を当てるとき「モシモシするよー」，採血の際に手を握ってもらうとき「ニギニギしてね」，点滴部位の固定では「ダイジダイジにしとこうね」「ナイナイしとこうねー」といった表現がみられた．これらの特徴は，バラエティ豊かで子音と母音が様々に組み合わされ，繰り返し音節の持つリズミカルな音韻がみられることである．繰り返すことによる継続性とリズム感は幼児に受け入れやすい特徴を持つことがわかっており（三好，2006），リズミカルな繰り返し表現が子どもの注意を引き模倣に繋がる．

三好（2002）によれば，乳幼児との会話の中に成人側から積極的にオノマトペの繰り返し表現を使用することにより，乳幼児側もそのことばを受容し，より円滑なコミュニケーションを図ることができるとしている．深田（2013）は，絵本の中の語りを分析し，繰り返し表現の多さを指摘し，このような言語表現が子どもに生き生きと状況を伝える言語的な手段となると述べている．繰り返し表現は，自在に作り出せる，緩やかな規則性を持つ，創造的なオノマトペである．苧坂（1999）が任意の2音節の繰り返し表現の造語能力の高さを指摘しているように，幼児への説明マニュアルを作成する上で有効活用できる表現と考えられる．

3)「オノマトペ＋一般動詞」の組み合わせ

　オノマトペの係り受け関係では，係り先に名詞，動詞，形容詞，副詞を設定したが，以下3種のオノマトペと一般動詞の特徴的な組み合わせがみられた．

　1つ目は，「チックン、頑張ろうね」「モクモクさん、出てくるからね」「ジュルジュルさん、取るよ」のように，事物に対するラベルとしてオノマトペが名詞的に用いられ，助詞が伴わずに一般動詞が続くものである．

　2つ目は，「ピピッて鳴るけど」「ジュって吸うよ」「ギューってなるよ」のように，オノマトペが副詞的用法として用いられ，助詞「て」を伴って，一般動詞を修飾するものである．

　3つ目は，「マキマキして計るねー」「ペッタンして終わりだよー」のように，オノマトペに「する」を付加した動詞的用法として用いられ，一般動詞が続くものである．

　一般にオノマトペは，修飾機能を果たす副詞的用法として取り扱われる（田守，スコウラップ，2011）が，研究1では，副詞の用法以外に名詞的用法，動詞的用法が使用され，さらに一般動詞に繋がるパターンとして出現していることがわかった．

　オノマトペは，続く一般動詞との関係を結ぶような動的な表現として使用されていた．オノマトペは，それ自体で，動詞の意味的属性を想定したり限定したりする機能を持つ（苧坂，1999）．そのため，続く動詞を省略しても理解できることが多い（夏目，2013）．例えば，「モクモクさん、出てくるからね」と聞くと，'モクモク'を聞いた段階で，煙が重なり合うように湧き起こるさまをイメージすることができ，次の「出てくるからね」で，実施する吸入療法の実際を容易に理解することができる．高いイメージ喚起力を持つオノマトペが，続く一般動詞への手がかりを与えることになる．このようなオノマトペと一般動詞の組み合わせが子どもの注意を引きやすい言語的文脈を提供しているのではないかと考えられる．佐々木（2013）は3〜6歳の子

どもに使用することばの例として，採血場面で「チクッとした」という擬音語を紹介し，子どもにソフトな印象を与える表現の選択について述べている．このようなオノマトペを取り入れた働きかけは幼児期後期の発達段階に応じた適切な説明ではないかと解釈できる．

また，基本情報で得られた結果から，看護師の発話の平均文長は較的短く端的な表現が示されており，タイプ・トークン比からは説明中に同じ単語が繰り返し出現する傾向は少ないことがわかった．これは幼児の理解を助けるために必要な単語を選択し使用していたこと，オノマトペに加えてそれと同等の意味を表す一般動詞を言い換えて使用していることから，発話中に同じ単語の繰り返し表現が少なかったことが考えられる．

4. 研究1の結論

研究1で明らかになったことは，看護師の発話には「オノマトペ+する」動詞，繰り返し表現のオノマトペ，オノマトペ語彙を係り元に，係り先を一般動詞とする端的な表現が多かったことである．加えて，看護師の発話に含まれるオノマトペは〔動作〕を利用した子どもへの働きかけが多く，状況喚起力，身体性，心情融和性を持つ有用なことばであると考えられた．

これらの成果から，今後，幼児への説明マニュアルの作成に向けて具体的な示唆を得られた．

第3章　看護学生が使用するオノマトペの調査

　前章では，医療処置場面で看護師がオノマトペを多用して幼児に説明していることが明らかとなった．対幼児発話に含まれるオノマトペを中心とした文レベルの構造が明確になったことで，必要なオノマトペの抽出に向けて示唆を得られた．しかし今後，標準的な説明マニュアルに使用するオノマトペを精選していくためには，数例のデータ分析では十分とは言えない．研究1でみられた特徴的なオノマトペは小児病棟看護師に限られるものか，それとも看護師以外にもみられるのかどうかについて検討する必要がある．

　医療処置を受ける幼児にかかわる看護師以外の大人に看護学生がいる．看護学生は小児看護学実習を通して子どもとかかわる看護師から学ぶ機会を得る．臨地実習は「反応・変化をもつクライエント・患者を対象とした実技の演示と看護行為の実施，状況の判断の仕方，様々な場面への対応の仕方などを具体的に学修する」（田島，2002）経験学習の場である．教室での学びとは異なる実践的な場面を提供してくれる．小児病棟で実習する看護学生が医療処置を受ける幼児にどのようなことばかけをするのか，実習前後でことばかけに違いがみられるのか，看護師が使用することばの影響を受けるのか，を把握することで，幼児用説明マニュアルの作成に向けて具体的な示唆を得られることができると考える．本章ではこの課題をとりあげる．

研究2　（2013年7月～2014年7月）
第1節　目的

1. 研究目的

　小児病棟に勤務する看護師以外でオノマトペの出現がみられるのか，小児

看護学実習前後の看護学生のことばに違いがあるのか，看護師が使用することばの影響を受けるのか，を把握する．

第2節　方法

1. 研究対象者

全国の看護師養成機関から，看護系大学8校，専門専修学校（2年課程）3校，看護専修学校（3年課程）3校，短期大学7校を抽出し，調査の趣旨および内容を示した文書を各教育機関の施設長宛てに郵送し，調査協力の承諾が得られた関東地方と中部地方に在る10校に在学している看護学生を対象とした（総数530名）．

2. 調査方法

看護師養成機関の施設長に調査の趣旨，方法，倫理的配慮を記録した文書により，該当する看護学生に配布を依頼した．看護学生には同様に文書により依頼を行い，調査用紙と個別郵送用封筒を同封した．調査項目は研究者が作成した（付録B：研究2の「質問用紙（実習前・実習後）」参照）．データ収集期間は2013年11月〜2014年7月までであった．

3. 調査内容

調査用紙は以下の構成であった．医療処置を受ける幼児に対することばに関する質問項目，および属性（きょうだいの有無，子ども好きか，小児科へ就職希望等）を含めた．調査は，小児看護学実習前後で各1回ずつ記入を求めた．研究1と同様の視覚刺激である7種の医療場面（バイタルサイン測定，採血，点滴，吸入療法，口鼻腔吸引，腰椎穿刺，骨髄穿刺）を受ける幼児を描いたイラストの子どもに対して，各々の医療処置を説明するよう自由記述で回答を求めた．

4. 分析方法

1) 事前分析

看護学生の自由記述の分析は，Text Mining Studio Ver4.2を使用し，事前分析を行なった（研究1に準じる）．

2) 本格分析

事前分析をもとに，小児看護学実習前後の看護学生のことばを比較するため，単語頻度分析，特徴語分析および対応バブル分析を実施した．

(1) 単語頻度分析：テキストに出現する単語の出現回数をカウントし，小児看護学実習前後で比較した．単語頻度分析の設定は，品詞は，名詞，動詞，形容詞，副詞に限定し，上位20件を抽出した．

(2) 対応バブル分析：属性とことばの関連の強弱を図上の距離の遠近で表し，個々の属性の頻度はバブルの大小で表示される（服部，2010）．抽出する品詞は，名詞，動詞，形容詞，副詞に限定した．行単位での抽出を行い，頻度2回以上出現で上位20件を抽出した．

(3) 特徴語分析：各医療場面に特徴的に出現するオノマトペを抽出した．特徴語分析設定は，品詞は，名詞，動詞，形容詞，副詞に限定し，行単位での抽出を行った．抽出の基準となる指標値は，Yates補正 χ^2 値を選択した（研究1に準じる）．

5. 倫理的配慮

神奈川大学における人を対象とする研究に関する倫理審査委員会の承認（承認番号2013-3-2）を得た．倫理的配慮の内容には，個人情報の保護，参加の自由と中断の保証，質問への対応方法，研究成果の公表方法を明記した．収集したデータは個人を識別する情報を取り除き，新たに番号を付けて匿名化した．

第3節　結果

1. 研究対象者の概要（Table 3-1）

　質問紙の返送は160名（回収率30.2%）であり，そのうち，質問項目に欠損値のある対象を除外した154名（有効回答率96.3%）を分析対象とした．教育機関別では，短期大学が最も多く77名（50.0%）であり，専修学校（2年課程）57名（37.0%），看護系大学20名（13.0%）であった．兄弟姉妹構成は，2人が最も多く78名（%），3人42名（%），ひとりっこ15名（%）の順であった．出生順序は，第1子が最も多く108名，第2子34名，第3子4名と続いた．

2. オノマトペの傾向
1）事前分析結果
(1)　基本統計量

　看護学生154名の記述データの基本情報は，総文数5,509文，平均文長は

Table 3-1　対象者の属性

$n = 154$

		人数	割合
教育機関	看護系大学	20名	(13.0%)
	短期大学	77名	(50.0%)
	専修学校（2年課程）	57名	(37.0%)
兄弟姉妹構成	ひとりっこ	15名	(9.7%)
	2人	78名	(50.6%)
	3人	42名	(27.3%)
	4人以上	12名	(7.8%)
	無回答	7名	(4.6%)
出生順序	第1子	108名	(70.1%)
	第2子	34名	(22.1%)
	第3子	4名	(2.6%)
	無回答	8名	(5.2%)

18.8文字であった．内容語の延べ単語数は15,901語で，単語種別数（使用された単語の種類）は990語であった．タイプ・トークン比は0.062であった．
(2) 品詞出現回数
　品詞出現回数は，名詞が7,841，動詞4,412，副詞1,850，形容詞1,082で名詞が最も多かった．
2) 本格分析結果
(1) 小児看護学実習前後のことばの比較
　① 基本統計量
　Table 3-2は，小児看護学実習前後の学生の記述データの基本統計量を示している．総文数は，実習前2,934文，実習後2,575文，平均文長は，実習前7.6文字，実習後7.1文字といずれも実習後に減少した．タイプ・トークン比は，実習前0.087，実習後0.100であり，実習後の方に高値となった．
(2) 単語頻度解析
　看護学生154名の記述データにおいて，出現回数の多い上位20件の単語はFigure 3-1に示す通りである．最も出現回数が多かったのは，'チックン'であり，331回であった．続いて'ちょっと'が325回，'終わる'が291回であった．上位20件の単語頻度分析において，合計3語のオノマトペがみられた（'チックン''チクッ''グー'）．
(3) オノマトペの出現頻度
　看護学生154名の記述データにみられた，延べオノマトペ数は3,434単語，オノマトペ種別数は115単語であった．Figure 3-2は出現回数の多かったオ

Table 3-2　小児看護学実習前後のことばの比較

項目	実習前	実習後
総文数	2,934	2,575
平均行長（文字数）	20.8	16.9
平均文長（文字数）	7.6	7.1
延べ単語数	8,975	6,926
単語種別数	781	692

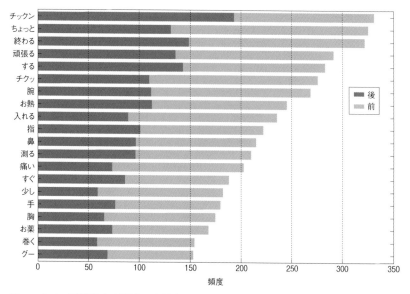

Figure 3-1　看護学生の記述から抽出された単語頻度（総数）上位20件（小児実習前後の比較）

ノマトペの上位20件を示したものである．

最も頻度が高かったのは'チックン'であり，359回みられた．次いで'チクッ'が288回であった．これは，採血，点滴，腰椎穿刺，骨髄穿刺のいずれの処置・検査における針の刺入の説明に使用された表現であった．

オノマトペの単語頻度の上位20件を小児看護学実習前後で比較した（Figure 3-3）ところ，実習前後に出現したオノマトペの単語頻度は同程度であった．

(4)　対応バブル分析および特徴語分析

小児看護学実習前後において7種の医療場面別の対応バブル分析を，特徴語分析において統計的に有意差が認められたオノマトペを網掛けで表したものをFigure（3-3～3-9）に示す（$p<.05$）．

Figure 3-3に示す通り，採血を受ける幼児へのことばでは，実習前は「出

第 3 章　看護学生が使用するオノマトペの調査　53

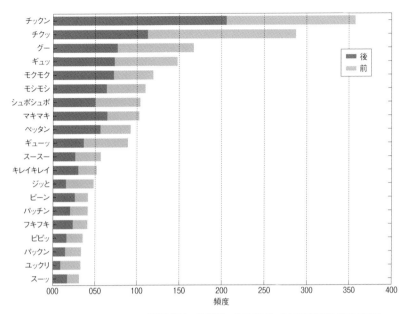

Figure 3-2　オノマトペの単語頻度（総数）上位20件（小児実習前後の比較）

す＋してほしい」「絆創膏」「まっすぐ」といった成人語がみられたのに対し，実習後は，「チックン」「ペッタン」「マキマキ」「キレイキレイ」などオノマトペが含まれる幼児語が近い距離に配置され，有意差が認められた．また，実習後にみられた上位のオノマトペに「ピーン」があった．

　点滴を受ける幼児へのことばでは，実習前「寝る＋してほしい」「身体」「寝る＋できる」，実習後「気をつける＋してほしい」「待つ＋してほしい」「触る」といった成人語がみられ，特徴的な変化は認められなかった（Figure 3-4）．

　腰椎穿刺を受ける幼児へのことばでは，実習前は「調べる」「身体」，実習後は，「チックン」「イタイイタイ」などが近い距離に配置され，有意差が認められた（Figure 3-5）．

　骨髄穿刺を受ける幼児へのことばでは，実習前は「寝る」，実習後は，「チ

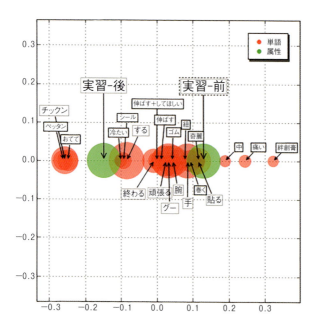

項目	実習後	頻度	χ^2値		実習前	頻度	χ^2値	
採血	チックン	72	11.174	*	出す＋してほしい	13	4.359	*
	ペッタン	52	8.247	*	絆創膏	34	3.954	*
	マキマキ	29	8.148	*	まっすぐ	14	3.679	
	おてて	55	8.110	*	言う	4	3.229	
	上手	7	5.959	*	子	4	3.229	
	キレイキレイ	26	5.911	*	身体	4	3.229	
	拭く＋してほしい	4	4.965		良い	15	3.139	
	ピーン	25	3.806		握る	9	3.126	
	親指さん	3	3.723		親指	32	3.120	
	締める	3	3.723		入れる	23	2.770	

網掛け はオノマトペを示す．χ^2検定．＊$p<.05$

Figure 3-3　採血を受ける幼児へのことばにおける小児看護学実習前後による対応バブル分析および特徴語分析

注）上段の図は，実習前・実習後とことばとの関連の強弱を図上の距離の接近で表す．
　　下段は，実習前後に特徴的に出現したことばである．

第 3 章　看護学生が使用するオノマトペの調査　55

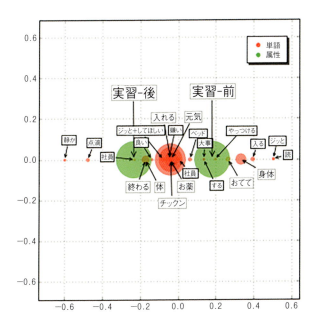

項目	実習後	頻度	χ^2値		実習前	頻度	χ^2値	
点滴	気をつける+してほしい	4	5.056	*	寝る+してほしい	8	6.397	*
	待つ+してほしい	4	5.056	*	身体	33	5.878	*
	触る	6	4.907	*	寝る+できる	5	3.988	*
	蹴る	3	3.788		ジッと	9	3.062	
	八つ	3	3.788		腕	9	3.062	
	静か	8	3.649		入る	13	3.006	
	点滴	10	3.094		薬	6	2.565	
	頑張る	7	2.710		なれる	3	2.388	
	チューブ	4	2.601		入る+ない	3	2.388	
	引っ張る+ない	4	2.601		入れる+してほしい	3	2.388	

網掛けはオノマトペを示す．χ^2検定．*p<.05

Figure 3-4　点滴を受ける幼児へのことばにおける小児看護学実習前後による対応バブル分析および特徴語分析

注) 上段の図は，実習前・実習後とことばとの関連の強弱を図上の距離の接近で表す．
　　下段は，実習前後に特徴的に出現したことばである．

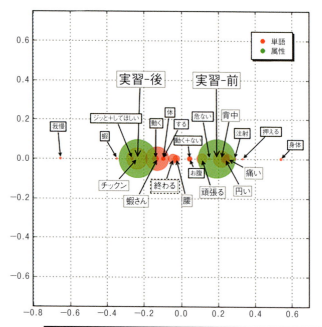

Figure 3-5　腰椎穿刺を受ける幼児へのことばにおける小児看護学実習前後による対応バブル分析および特徴語分析

注）上段の図は，実習前・実習後とことばとの関連の強弱を図上の距離の接近で表す．
　　下段は，実習前後に特徴的に出現したことばである．

ックン」「尻」が近い距離に配置され，有意差が認められた (Figure 3-6).

　バイタルサイン測定を受ける幼児へのことばでは，実習前は「身体」「息」「大きい」「吸う」など，実習後は「モシモシ」「足」「貸す＋ない」「測る＋ない」「マキマキ」「シュパシュパ」などが近い距離に配置され，有意差が認められた (Figure 3-7).

　吸入療法を受ける幼児へのことばでは，実習前は「吸う＋してほしい」，実習後は「モクモク」が近い距離に配置され，有意差が認められた (Figure 3-8).

　口鼻腔吸引を受ける幼児へのことばでは，実習前は「チューブ」「頑張る＋してほしい」，実習後は「苦しい」が近い距離に配置され，有意差が認められた．実習後のことばの上位に「ジュルジュル」「スースー」のオノマトペが抽出された (Figure 3-9).

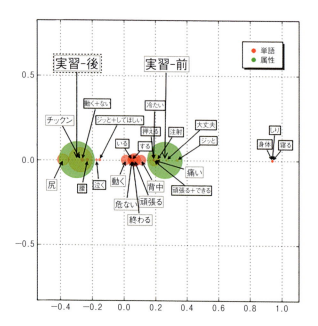

項目	実習後	頻度	χ^2値		実習前	頻度	χ^2値	
骨髄穿刺	チックン	63	10.037	*	寝る	8	4.455	*
	尻	33	8.516	*	尻	7	3.647	
	してようね	3	3.533		身体	7	3.647	
	怖い	3	3.533		調べる	6	2.857	
	我慢	5	3.388		うつぶせ	3	2.564	
	ネンネ	2	2.353		好き	3	2.564	
	顔	2	2.353		骨	3	2.564	
	嫌	2	2.353		つく	2	1.708	
	ばいきんさん	2	2.353		終わらせる	2	1.708	
	イタイイタイ	3	1.360		消毒	2	1.708	

網掛け はオノマトペを示す．χ^2検定．*$p<.05$

Figure 3-6　骨髄穿刺を受ける幼児へのことばにおける小児看護学実習前後による対応バブル分析および特徴語分析

注）上段の図は，実習前・実習後とことばとの関連の強弱を図上の距離の接近で表す．
　　下段は，実習前後に特徴的に出現したことばである．

第3章 看護学生が使用するオノマトペの調査

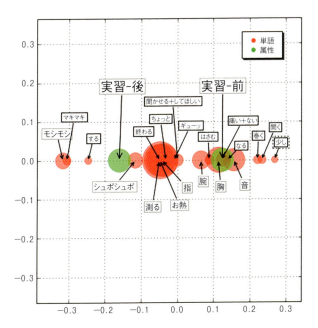

項目	実習後	頻度	χ²値	実習前	頻度	χ²値
バイタルサイン測定	モシモシ	63	13.618 *	身体	18	8.458 *
	足	6	8.297 *	息	15	8.435 *
	貸す+ない	6	8.297 *	大きい	11	7.992 *
	測る+ない	5	6.913 *	吸う	13	7.013 *
	マキマキ	33	6.687 *	機械	12	6.306 *
	早い	4	5.528 *	人差し指	11	5.604 *
	つける+してほしい	5	4.214 *	酸素	6	4.353 *
	体温	5	4.214 *	当てる	6	4.353 *
	えらい	3	4.415 *	吐く	9	4.217 *
	シュパシュパ	3	4.415 *	ジッと+してほしい	11	3.796
	する	28	4.076 *	ある	5	3.627

網掛けはオノマトペを示す．χ²検定．*p＜.05

Figure 3-7　バイタルサイン測定を受ける幼児へのことばにおける小児看護学実習前後による対応バブル分析および特徴語分析

注）上段の図は，実習前・実習後とことばとの関連の強弱を図上の距離の接近で表す．
　　下段は，実習前後に特徴的に出現したことばである．

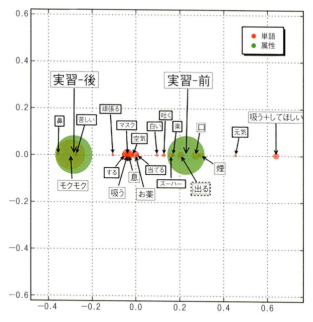

項目	実習後	頻度	χ^2値		実習前	頻度	χ^2値	
吸入療法	モクモク	71	12.271	*	吸う+してほしい	20	9.772	*
	痛い+ない	6	4.736	*	咳	4	3.287	
	上手	5	3.594		シューッ	6	2.689	
	シュワシュワ	2	2.453		苦しい+ない	6	2.689	
	深い	2	2.453		口	22	2.544	
	大事	2	2.453		出来る	3	2.462	
	あげる+してほしい	1	1.225		当てる+してほしい	3	2.462	
	いる+ない	1	1.225		元気	7	1.906	
	お母さん	1	1.225		煙	14	1.862	
	そう	1	1.225		お腹	2	1.639	

網掛けはオノマトペを示す. χ^2検定. *$p<.05$

Figure 3-8　吸入療法を受ける幼児へのことばにおける小児看護学実習前後による対応バブル分析および特徴語分析

注）上段の図は，実習前・実習後とことばとの関連の強弱を図上の距離の接近で表す．
　　下段は，実習前後に特徴的に出現したことばである．

第3章 看護学生が使用するオノマトペの調査　61

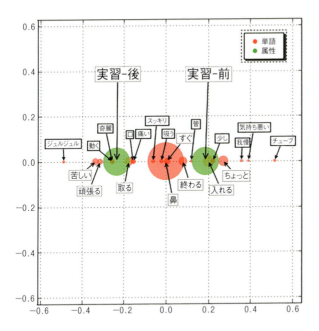

項目	実習後	頻度	χ^2値	実習前	頻度	χ^2値
口鼻腔吸引	苦しい	22	3.935 *	チューブ	13	4.521 *
	ジュルジュル	11	3.716	頑張る＋してほしい	5	4.108 *
	スースー	3	3.682	つまる	7	3.438
	取る＋できる	3	3.682	入れる	40	2.927
	終わる	3	3.682	のど	3	2.460
	動かす	3	3.682	ホジホジ	3	2.460
	頑張る	18	2.825	息	3	2.460
	1回	2	2.452	我慢	11	2.064
	我慢＋？	2	2.452	気持ち悪い	9	1.959
	頑張る＋ない	2	2.452	奥	5	1.955

網掛け はオノマトペを示す．χ^2検定．＊$p<.05$

Figure 3-9　口鼻腔吸引を受ける幼児へのことばにおける小児看護学実習前後による対応バブル分析および特徴語分析

注）上段の図は，実習前・実習後とことばとの関連の強弱を図上の距離の接近で表す．
　　下段は，実習前後に特徴的に出現したことばである．

第4節　考察

1. 小児看護学実習前後のことばの変化

　小児看護学実習前後において点滴以外の医療処置別に特徴的な変化がみられた．点滴以外の6種の医療処置場面で実習後の方にオノマトペとの強い関係性が示されており，実習前後において言語的対応の差がみられたことは特筆すべき点である．点滴場面のことばに特徴的なオノマトペがみられなかった理由として，実習場面での経験の少なさに起因するかもしれない．一般に，標準的な点滴処置は入院前の外来で行われる．そのため入院病棟で実習する看護学生はすでに点滴が留置されている患児を受け持つことになる．本結果はこの理由によるところが大きいのではないかと推察される．

　看護学生にとって臨地実習は実践知を学ぶ臨床現場である．必ずしも指導者である看護師によって教えられるものではない．そこには学習者自身の観察や実践を通した過程がある．Lave & Wenger（2013）は，学習を「実践共同体への参加であり，その共同体の成員としてアイデンティティを形成すること」と位置づける状況的学習理論を提唱している．実習は，看護学生が入院児，医師，看護師らの実践共同体に参加することで学びが成立する．実習における看護学生の学びは，このような共同体との社会的なかかわりに参加し，その共同体に存在する様々なものとの相互作用のなかで生じる．看護学生は，実習での実践を通して，子どもに必要なことばかけであるオノマトペ表現を獲得していることが示唆された．

2. 看護学生のことばに含まれるオノマトペの特徴

　実習後にみられた看護学生のことばには，前章で抽出された看護師と同様の特徴的なオノマトペが含まれることが明らかとなった．採血では「チックン」「ピーン」，腰椎穿刺・腰椎穿刺では「チックン」，バイタルサイン測定

では「モシモシ」「マキマキ」「シュポシュポ」，吸入療法では「モクモク」「シュワシュワ」，口鼻腔吸引では「ジュルジュル」は，いずれも前章の研究1で抽出された看護師の対幼児発話にみられたオノマトペと一致した結果が得られた．また，有意差のみられたオノマトペについて，研究1の傾向分析に準じ分類すると，〔動作〕に関するオノマトペ（'マキマキ''モシモシ''モクモク''ピーン'）が4語と最も多く，〔聴覚〕の3語（'シュポシュポ''ジュルジュル''シュワシュワ'），〔触覚〕の1語（'チックン'）が続いた．本結果も研究1を支持する．

　研究2は研究1と別の被験者を対象としており，居住地域，病院施設も異なることから，得られたオノマトペは，ある限られた地域で流通することばではなく，地域を超えた共通語として存在する可能性を示している．得られた知見は，幼児への説明マニュアルの作成に向けて有益な示唆を与えてくれた．今回抽出された共通のオノマトペを手がかりに全国調査を行い検討していくことが必要であろう．

第 4 章　採血場面の全国調査とオノマトペの説明マニュアルの作成

　前章では，医療処置を受ける幼児へのことばかけに小児看護学実習を経験した看護学生が看護師と同様のオノマトペが出現することが明らかとなった．しかし，これまでの調査は限定した地域の看護師および看護学生を対象とした調査に留まる．オノマトペは全国的にみられるものなのか，対象を子どもにかかわる医療従事者に広げた全国調査を行いオノマトペの実態を把握する必要がある．質問紙調査は回答者の負担を考慮し，複数の医療処置から 1 場面とし，子どもにとって最も頻繁に行われ苦痛を伴う処置である採血場面を選定した．採血は小児医療の中でも頻度が高く日常的に行われ（佐藤，佐藤，三上，2013），多くの侵襲的な処置の中でも苦痛の体験である（Caty, Elerton, & Ritchie, 1997; Hands, Round, & Thomas, 2010）．

　本章（研究 3）を含め，今後の研究ではこの課題をとりあげる．

研究 3 （2013年10月〜2014年 3 月）
第 1 節　背景と目的

　日本語には方言があり，ことばには地域差があることはよく知られている．方言とは，ある地方の言語と他の地方の言語との間に違いがあるとき，それぞれの地方の言語体系全体を指す（平山，1996）．日本で最初の全国規模調査である方言研究は，国立国語研究所主導で実施されており，「日本言語地図」がweb上で公開されている（国立国語研究所，2014）．本資料を基盤に，日本語方言における表現法の地域差の分析は始まったばかりである（熊谷，ほか，2013）．オノマトペにも，これらの方言と同じように地域差が存在すること

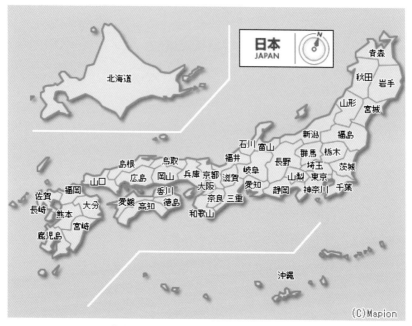

Figure 4-1　日本地図　http://www.mapion.co.jp/map/japan.html より

はよく知られている（小林，2010）が，関連する研究報告は散見されるにすぎない．日本地図を Figure 4-1 に示す．

　竹田（2013）は，牛の鳴き声のオノマトペを調査した結果，北海道・東北地方，および西日本に特徴的な分布がみられると述べている．また，小林（2010）によれば，日本におけるオノマトペは沖縄地方を含む西日本に比べて東日本に色濃く分布するとされている．そこでは「大声で泣く様子」を表現するオノマトペに東西差がみられ，オノマトペを積極的に使用する東日本と，そうでない西日本との違いとして捉えられている．平田・中村・小松・秋田（2013）は国会会議録を対象として，議員の出身別に使用するオノマトペ頻度を比較し，オノマトペ全体では出現頻度に地域差はみられないが，反復語のオノマトペが関西で多く出現すると報告している．他方，「言語の恣

意性」が成り立ちにくいオノマトペは，各地で同時期的に発生する可能性が一般の単語よりも高いともいわれている．オノマトペの地理的分布の調査は今後の検討課題と言える．

　地域の人々と密接にかかわる医療現場では，地域特有のことばがスタイルの一つとして要求される．地域によって使用することばが異なる場合，個々の子どもに応えて支援すべきマニュアルが求められることになる．そのため，幼児への説明マニュアルの標準化を目指すうえで地域におけることばの実態と特徴を把握することは重要課題であると考え，全国調査を行うこととした．また，調査対象を看護師に限らず子どもにかかわる頻度の高い医師を加えて医療従事者の幼児への説明に含まれるオノマトペの調査を試みた．

1．研究目的

　採血場面において，幼児への説明の際に使用されているオノマトペの全国調査を行い，実態を把握する．

第2節　方法

1．研究対象者

　無作為選択した各都道府県1～2か所の小児科を標榜する病院，独立行政法人国立病院機構病院，小児専門病院，小児科医院を加えた63施設で，小児に関わる看護師，医師を対象とした（総数540名）．

2．調査方法

　対象者の所属病院および医院の管理責任者に調査の趣旨，方法，倫理的配慮を記録した文書により，該当する看護師，医師に配布を依頼した．看護師，医師には，同様に文書により依頼を行い，調査用紙と個別郵送用封筒を同封した．調査項目は研究者が作成した（付録：研究3・4の「質問紙」参照）．デ

ータ収集期間は2013年10月〜2014年3月までであった．

3．調査内容

調査用紙は以下の構成であった．採血を受ける幼児に対する医療者のことばに関する質問項目，および基本属性（性別，年齢，職種，職位，子どもの有無と人数，出身地，所属施設の種類と所在地，臨床経験年数，小児科経験年数等）を含めた．調査内容は，1）初めて採血を受ける2〜5歳の幼児に説明する「ことば」を尋ねた．研究1と同様の視覚刺激のうち採血を受ける幼児のイラストを用いた．本調査で幼児の年齢を2〜5歳とした理由は，認知機能的観点から，2歳頃からみられる多語文の時期を下限に，就学年齢以下を強調し幼児後期における5歳を上限に設定した．研究2で得られた結果を参考に，採血手順にそって小児医療オノマトペを含むことばを列記し，それぞれの表現に対して，「全く使わない：1」から「よく使う：4」の4段階尺度で回答を求めた．得点が高いほど使用頻度が高いことを示す．また，その他，普段使用していることばを自由記述で尋ねた．2）幼児に使用する，小児医療オノマトペについて，長所と短所について自由記述で回答を求めた．

4．分析方法

対象者の子どもの有無，所属施設の所在地別，小児科経験年数別に単純集計し概要を整理した．所属施設の所在地は，小林（2010）および，平山（1993）（Figure 4-2）を参考に，国語学的立場から，竹田（2013）に準じた3区分（東日本方言，西日本方言，九州方言）を採用して（Figure 4-3，Table 4-1），比較検討した．統計処理はSPSS Statistics Ver.19.0を用い，一元配置の分散分析を行った．有意水準は5％とした．

小児医療オノマトペに対する長所と短所の記述データについて内容分析を行った．記述データは主語と述語からなる単文を記録単位として抽出した．一単文に複数の内容が記述されている場合は分割し複数の記録単位に整理し

第4章 採血場面の全国調査とオノマトペの説明マニュアルの作成　69

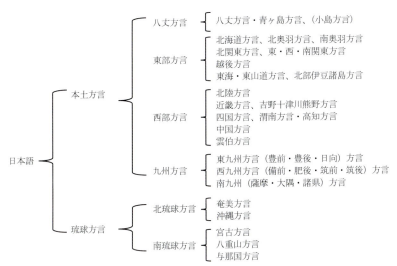

Figure 4-2　全日本方言区画図（平山，1993より）

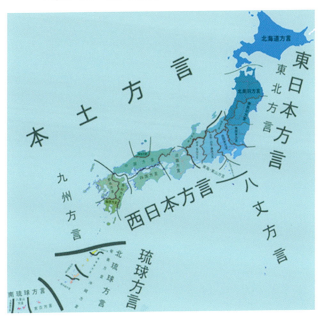

Figure 4-3　全日本方言区画図（https://ja.wikipedia.org/wiki/日本語の方言より）

Table 4-1 全日本方言区画図における本土方言区画と一般的地域区分，および対応する都道府県

方言区画		都道府県
本土方言	東日本 (八丈方言・東部方言)	北海道・青森県・岩手県・宮城県・秋田県・山形県・福島県・東京都・神奈川県・埼玉県・千葉県・茨城県・栃木県・群馬県・山梨県・長野県・新潟県・富山県・愛知県・岐阜県
	西日本 (西部方言)	石川県・福井県・静岡県・三重県・大阪府・兵庫県・京都府・滋賀県・奈良県・和歌山県・岡山県・広島県・鳥取県・島根県・山口県・徳島県・香川県・愛媛県・高知県
	九州 (九州方言)	福岡県・佐賀県・長崎県・熊本県・大分県・宮崎県・鹿児島県
一般的8 地方区分	北海道地方	北海道
	東北地方	青森県・岩手県・宮城県・秋田県・山形県・福島県
	関東地方	東京都・神奈川県・埼玉県・千葉県・茨城県・栃木県・群馬県
	中部地方	山梨県・長野県・新潟県・富山県・石川県・福井県
	近畿地方	愛知県・静岡県・岐阜県・三重県・大阪府・兵庫県・京都府・滋賀県・奈良県・和歌山県
	中国地方	岡山県・広島県・鳥取県・島根県・山口県
	四国地方	徳島県・香川県・愛媛県・高知県
	九州・沖縄地方	福岡県・佐賀県・長崎県・熊本県・大分県・宮崎県・鹿児島県・沖縄県

た後，類似性に基づき分類した．

5. 倫理的配慮

研究2に準じる．

第3節 結果

1. 研究対象者の概要（Table 4-2）

1）対象者の属性

　質問紙の返送は230部（回収率42.6％）であり，そのうち，質問項目に欠損値のある対象を除外した229名（有効回答率99.5％）を分析対象とした．性別は女性182名（79.5％）の割合が高かった．年齢は，30歳代73名（31.9％），20歳代62名（99.5％）の順であった．職種は，看護師175名（76.4％），医師44名（19.2％）であった．職位は，スタッフが最も多く172名であり，主任36名，師長7名，院長5名，部長4名の順であった．

Table 4-2　対象者の属性　　　n=229

		人数	割合
性別	男	42名	(18.3%)
	女	182名	(79.5%)
	無回答	5名	(2.2%)
年齢	20歳代	62名	(27.1%)
	30歳代	73名	(31.9%)
	40歳代	61名	(26.6%)
	50歳以上	27名	(11.8%)
	無回答	6名	(2.6%)
職種	看護師	175名	(76.4%)
	医師	44名	(19.2%)
	助産師	4名	(1.8%)
	准看護師	1名	(0.4%)
	無回答	5名	(2.2%)
職位	スタッフ	172名	(75.1%)
	主任	36名	(15.7%)
	師長	7名	(3.1%)
	院長	5名	(2.2%)
	部長	4名	(1.7%)
	無回答	5名	(2.2%)

2) 対象者の子どもの数

Figure 4-4に示す通り,子どもがいると回答したのはおよそ半数の118名であった.その内訳は,子ども1人(37名),子ども2人(50名),子ども3人以上(31人)であった.

3) 対象者の出身地,所属施設の種類,所属施設の所在地

出身地は40都道府県にみられ,山梨県が最も多く19名であり,東京都が14名と続いた(Figure 4-5).所属施設は,総合病院111名,小児専門病院58名,大学病院44名,クリニック11名であり(Figure 4-6),所属施設の所在地は27都府県にみられ,東京都が最も多かった(Figure 4-7).

4) 対象者の臨床経験年数と小児科臨床経験年数

臨床経験年数は,全体では13.3年±9.2年(n=229)であり,看護師は13.3年±9.2年(n=175),医師は13.5年±9.1年(n=44名)であった(Figure 4-8).小児科臨床経験年数は,全体では9.1年±8.7年(n=229)であり,看護師は9.1年±8.8年(n=175),医師は9.0年±8.6年(n=44名)であった(Figure

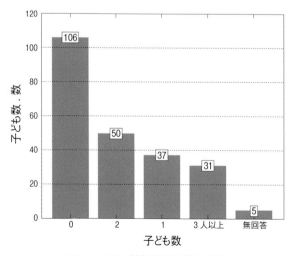

Figure 4-4 対象者の子どもの数

第4章 採血場面の全国調査とオノマトペの説明マニュアルの作成　73

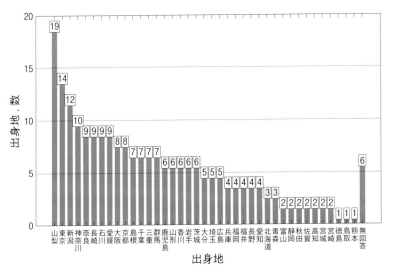

Figure 4-5　対象者の出身地

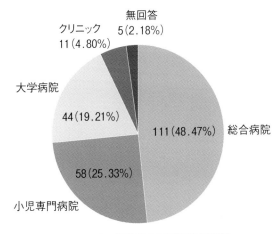

Figure 4-6　対象者の所属施設の種類

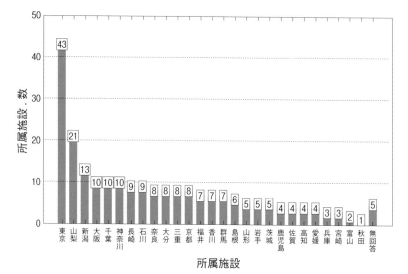

Figure 4-7　対象者の所属施設の所在地

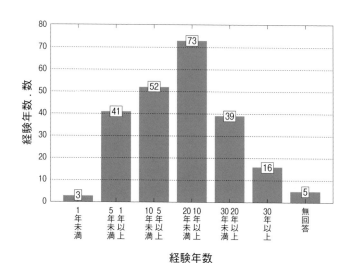

Figure 4-8　対象者の臨床経験年数

4-9).

5) 3区分別属性の比較

Table 4-3は，3区分（東日本方言，西日本方言，九州方言）別に属性を比較した．

2. 採血手順に沿ったことば

Table 4-4は，採血手順に沿ったことばの得点を地域別に示したものである．「椅子に座る」を除いたすべての項目の上位にオノマトペが抽出された．

3. 地域別オノマトペの違い

採血時のことばの各項目における頻出表現の比較は Table 4-5 に示す通りである．各項目でオノマトペの使用頻度は高く，「針を刺す」表現は「チックンする」（東日本3.8±0.6，西日本3.7±0.8，九州3.9±0.3），「絆創膏を貼る」表現は「ペッタンする」（東日本3.8±0.7，西日本3.6±0.9，九州3.9±0.6）となった．3群間に有意差のある項目は，「椅子に座る」の『すわる』，「ベッドに寝る」の『ゴロンする』，「（血液を）採る」の『とる（採る）』の3語であった．

採血手順の表現のうち，オノマトペが上位ではなかった唯一の項目が「椅子に座る」であったが，その他の欄にオノマトペが多く記されていた．記述されたオノマトペの頭文字をとり，エ-系，オ-系，チ-系，その他として，地理的分布を示したのが Figure 4-10 である．オ-系，チ-系の分布は東北地方にも見られるものの，西日本から九州に広がり，エ-系は関東中部に集中していた．

4. オノマトペ使用への意見

1) オノマトペ使用に対する長所と短所（Table 4-6）

自由記述データにおける合計記述数は短所より長所のほうが多かった．長

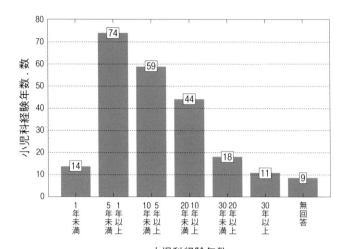

Figure 4-9 対象者の小児科経験年数

Table 4-3 3区分別，属性の比較

	項目	東日本 n	東日本 %	西日本 n	西日本 %	九州 n	九州 %
性別	男	24	20.0	12	16.4	6	21.4
	女	96	80.0	61	83.6	22	78.6
年齢	20歳代	25	21.0	28	38.4	9	32.1
	30歳代	37	31.1	24	32.9	11	39.3
	40歳代	34	28.6	18	24.7	7	25.0
	50歳以上	23	19.3	3	4.0	1	3.6
職種	看護師	91	75.8	62	84.9	20	71.4
	助産師	3	2.5	1	1.4	0	0.0
	医師	25	20.8	10	13.7	8	28.6
	准看護師	1	0.8	0	0.0	0	0.0
職位	スタッフ	85	70.8	56	76.7	25	89.3
	主任	20	16.7	13	17.8	2	7.1
	師長	7	5.8	3	4.1	1	3.6
	院長・部長	8	6.7	1	1.4	0	0.0

第4章 採血場面の全国調査とオノマトペの説明マニュアルの作成　77

Table 4-4　採血を受ける幼児への説明のことば

採血時のことば	選択表現	全体($N=229$)		東日本($N=122$)		西日本($N=73$)		九州($N=28$)	
		M	SD	M	SD	M	SD	M	SD
椅子に座る	シャンコする	1.3	0.7	1.4	0.9	1.1	0.4	1.3	0.8
	すわる（座る）	3.4	0.8	3.5	0.8	3.5	0.7	3.0	0.9
	エンコする	1.1	0.4	1.2	0.6	1.0	0.0	1.0	0.2
	トンする	1.3	0.8	1.2	0.7	1.5	1.0	1.3	0.7
	（椅子を指さし）どうぞ	2.0	1.1	2.1	1.1	2.0	1.1	1.7	1.0
	ペタンする	1.3	0.7	1.4	0.7	1.2	0.7	1.3	0.8
	チョコンする	1.3	0.7	1.2	0.6	1.5	0.9	1.4	0.8
ベッドに寝る	ゴロンする	3.8	0.6	3.7	0.7	3.9	0.4	4.0	0.2
	よこになる（横になる）	2.6	1.1	2.6	1.1	2.6	1.0	2.2	1.0
	ねる（寝る）	2.5	1.1	2.5	1.1	2.7	1.1	1.9	0.9
	ネンコする	1.2	0.7	1.4	0.8	1.1	0.3	1.1	0.3
	ネンネする	3.1	1.1	3.1	1.1	3.1	1.1	3.3	1.0
	うえむく（上向く）	1.6	0.9	1.5	0.9	1.7	0.9	1.6	0.8
	てんじょうみる（天井見る）	1.3	0.7	1.3	0.7	1.3	0.6	1.1	0.6
	やすむ（休む）	1.3	0.7	1.3	0.7	1.4	0.8	1.3	0.5
手（腕）	てって	1.9	1.2	2.0	1.2	1.6	1.1	2.0	1.3
	おてて	3.4	1.0	3.4	1.0	3.5	0.9	3.6	0.8
	て（手）	2.7	1.2	2.7	1.2	2.7	1.1	2.4	1.2
	うで（腕）	1.8	1.0	1.8	1.0	2.0	1.1	1.5	0.9
伸ばす	ピーンする	2.9	1.1	2.9	1.1	3.1	1.1	2.7	1.3
	のばす（伸ばす）	3.0	1.0	3.1	0.9	2.9	1.0	3.1	1.0
	まっすぐする	2.7	1.1	2.7	1.1	2.7	1.1	3.1	0.9
	だす（出す）	1.9	1.1	2.0	1.1	2.1	1.2	1.4	0.6
	ニュッとする	1.0	0.2	1.0	0.2	1.0	0.2	1.0	0.0
	（手を）ちょうだい	1.7	1.0	1.6	1.0	1.9	1.1	1.8	1.1
握る	グーする	3.5	0.8	3.4	0.9	3.7	0.6	3.6	0.8
	ギュッする	2.4	1.2	2.4	1.2	2.4	1.2	2.5	1.1
	ギューする	2.9	1.1	2.8	1.2	3.0	1.1	2.8	1.1
	にぎる（握る）	2.3	1.1	2.3	1.1	2.3	1.1	1.7	1.0
	ニギニギする	1.8	1.0	1.8	1.0	1.7	0.9	2.0	1.0
	あくしゅする（握手する）	1.8	1.1	1.8	1.1	1.7	1.0	1.9	1.0
駆血帯	ゴム	1.9	1.2	1.8	1.2	1.9	1.2	1.8	1.1
	パッチン	1.2	0.6	1.2	0.5	1.2	0.6	1.1	0.5
	くけつたい（駆血帯）	1.2	0.6	1.2	0.6	1.2	0.7	1.3	0.7
	ギュッてなるの	3.0	1.2	2.9	1.2	2.9	1.2	3.5	1.0
	きついの	1.6	0.9	1.6	1.0	1.5	0.9	1.4	0.8
巻く	マキマキする	2.9	1.3	2.8	1.3	3.0	1.2	3.3	1.2
	まく（巻く）	2.4	1.2	2.5	1.2	2.4	1.2	2.1	1.2
	ギューする	2.4	1.2	2.2	1.2	2.6	1.2	2.6	3.1
	ギュッする	2.0	1.1	1.9	1.1	2.2	1.2	1.9	1.1
アルコール綿	アルコール綿	1.3	0.7	1.4	0.8	1.2	0.6	1.0	0.2
	アルコール	1.2	0.6	1.2	0.7	1.2	0.6	1.0	0.2
	スーッとするよ	2.0	1.2	2.0	1.2	1.7	0.9	2.5	1.2
	キレイキレイ	2.9	1.2	2.8	1.2	2.9	1.1	3.0	1.2
	冷たいの	2.8	1.2	2.5	1.2	3.0	1.0	3.1	1.0

Table 4-4 続き

採血時のことば	選択表現	全体(N=229) M	SD	東日本(N=122) M	SD	西日本(N=73) M	SD	九州(N=28) M	SD
	ヒンヤリするの	1.8	1.0	1.7	1.0	1.6	0.9	2.3	1.1
拭く	キレイキレイする	3.3	1.1	3.2	1.1	3.2	1.1	3.7	0.6
	ふく(拭く)	2.2	1.1	2.3	1.2	2.3	1.1	1.9	1.0
	フキフキする	3.2	1.1	3.1	1.2	3.1	1.0	3.5	1.0
	しょうどくする(消毒する)	2.1	1.1	2.1	1.2	2.4	1.2	1.7	0.9
	ヒンヤリする	1.7	1.0	1.6	1.0	1.7	1.0	1.8	0.9
	(ばいきんなど)ナイナイする	1.4	0.8	1.5	0.9	1.4	0.8	1.3	0.6
針	トンボさん	1.1	0.5	1.2	0.6	1.1	0.3	1.0	0.0
	はり(針)	1.7	1.0	1.8	1.1	1.8	1.0	1.5	0.9
	はりさん	1.3	0.7	1.2	0.6	1.3	0.7	1.6	1.0
	チックン	3.7	0.7	3.7	0.7	3.7	0.7	3.9	1.6
刺す	チックンする	3.8	0.7	3.8	0.6	3.7	0.8	3.9	0.3
	チクンとする	1.9	1.1	2.0	1.1	1.9	1.1	2.0	1.1
	チクリとする	1.3	0.7	1.3	0.7	1.3	0.7	1.4	0.6
	チクッとする	2.8	1.3	2.7	1.3	2.9	1.2	2.6	1.2
	さす(刺す)	1.6	0.9	1.5	0.9	1.7	1.0	1.3	0.6
	チクチクする	1.2	0.5	1.2	0.5	1.2	0.6	1.1	0.4
	イタイイタイする	1.4	0.8	1.4	0.8	1.3	0.8	1.5	0.8
血液	ちっち	1.4	0.8	1.4	0.9	1.3	0.8	1.4	0.9
	ち(血)	2.9	1.2	2.9	1.2	2.8	1.3	3.0	1.2
	けつえき(血液)	1.5	0.9	1.6	1.0	1.5	0.9	1.2	0.4
	あか(赤)	1.3	0.8	1.4	0.9	1.2	0.7	1.2	0.7
採る	とる(採る)	2.8	1.3	2.9	1.2	2.9	1.3	2.1	1.2
	グリグリする	1.0	0.2	1.0	0.3	1.0	0.2	1.0	0.2
	キューンする	1.0	0.2	1.0	0.2	1.1	0.3	1.0	0.0
	ギューッする	1.1	0.4	1.1	0.4	1.1	0.4	1.0	0.2
	けんさする(検査する)	2.8	1.1	2.8	1.1	2.8	1.1	2.9	1.2
(手を)開く	パーする	3.8	0.5	3.8	0.6	3.8	0.5	4.0	0.0
	ひらく(開く)	2.6	1.2	2.8	1.1	2.5	1.2	2.1	1.1
	らくにする(楽にする)	1.9	1.1	1.9	1.1	1.9	1.1	1.8	1.2
	あける(開ける)	1.3	0.7	1.3	0.7	1.4	0.8	1.2	0.6
(駆血帯を)外す	とる	2.8	1.3	2.9	1.3	2.7	1.3	2.6	1.3
	はずす(外す)	2.7	1.2	2.5	1.2	2.9	1.2	2.9	1.3
	ナイナイする	2.2	1.3	2.2	1.3	2.1	1.2	2.3	1.4
絆創膏	カット判	1.4	0.9	1.5	1.0	1.3	0.7	1.5	0.9
	シール	3.0	1.2	3.0	1.2	3.1	1.2	3.1	1.3
	テープ	2.5	1.2	2.4	1.2	2.4	1.3	2.9	1.3
	ばんそうこう(絆創膏)	2.1	1.2	2.3	1.2	2.0	1.2	1.6	1.0
	ペタペタ	1.4	0.8	1.4	0.7	1.4	0.8	1.6	0.9
	ペッタン	3.4	1.1	3.3	1.2	3.4	1.0	3.5	1.1
貼る	ペッタンする	3.7	0.7	3.8	0.7	3.6	0.9	3.9	0.6
	ペッタンコする	1.9	1.1	1.9	1.1	1.9	1.1	2.0	1.2
	はる(貼る)	2.4	1.1	2.5	1.1	2.5	1.2	2.0	1.1

注)網掛けは各項目における上位のことばを示す.

Table 4-5 採血時のことばの各項目における頻出表現の比較

採血時のことば	最頻値表現	地域区分	M	SD	F	p
椅子に座る	すわる（座る）	東日本	3.5	0.8	4.303*	.015
		西日本	3.5	0.7		
		九州	3.0	0.9		
ベッドに寝る	ゴロンする	東日本	3.7	0.7	3.847*	.023
		西日本	3.9	0.4		
		九州	4.0	0.2		
	ネンネする	東日本	3.1	1.1	.412	.663
		西日本	3.1	1.1		
		九州	3.3	1.0		
手（腕）	おてて	東日本	3.4	1.0	.517	.597
		西日本	3.5	0.9		
		九州	3.6	0.8		
伸ばす	ピーンする	東日本	2.9	1.1	1.446	.238
		西日本	3.1	1.1		
		九州	2.7	1.3		
	のばす（伸ばす）	東日本	3.1	0.9	.513	.599
		西日本	2.9	1.0		
		九州	3.1	1.0		
握る	グーする	東日本	3.4	0.9	.2537	.081
		西日本	3.7	0.6		
		九州	3.6	0.8		
駆血帯	ギュッてなるの	東日本	2.9	1.2	3.016	.051
		西日本	2.9	1.2		
		九州	3.5	1.0		
巻く	マキマキする	東日本	2.8	1.3	1.841	.161
		西日本	3.0	1.2		
		九州	3.3	1.2		
アルコール綿	キレイキレイ	東日本	2.8	1.2	.389	.679
		西日本	2.9	1.1		
		九州	3.0	1.2		
拭く	キレイキレイする	東日本	3.2	1.1	2.635	.074
		西日本	3.2	1.1		
		九州	3.7	0.6		
針	チックン	東日本	3.7	0.7	.905	.406
		西日本	3.7	0.7		
		九州	3.9	1.6		
刺す	チックンする	東日本	3.8	0.6	1.368	.257
		西日本	3.7	0.8		
		九州	3.9	0.3		
血液	ち（血）	東日本	2.9	1.2	.318	.728
		西日本	2.8	1.3		
		九州	3.0	1.2		
採る	とる（採る）	東日本	2.9	1.2	4.049*	.019
		西日本	2.9	1.3		
		九州	2.1	1.2		
（手を）開く	パーする	東日本	3.8	0.6	2.400	.093
		西日本	3.8	0.5		
		九州	4.0	0.0		
（駆血帯を）外す	とる	東日本	2.9	1.3	1.377	.255
		西日本	2.7	1.3		
		九州	2.6	1.3		
絆創膏	ペッタン	東日本	3.3	1.2	1.004	.368
		西日本	3.4	1.0		
		九州	3.5	1.1		
貼る	ペッタンする	東日本	3.8	0.7	1.618	.201
		西日本	3.6	0.9		
		九州	3.9	0.6		

*$p < .05$

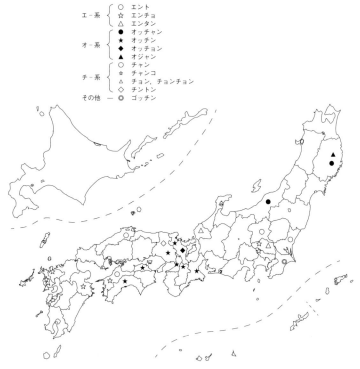

Figure 4-10 「座る」のオノマトペの地理的分布

所として最も多く記述された内容は「子どもが理解しやすい」「子どもにとって分かりやすい」であり，それらは短所として「子どもに理解できているか不明」「子どもにとって分かりやすいか不明」といった逆の意見としても抽出された．

　長所の記述で次に多かったのは「子どもの苦痛，不安や恐怖の軽減につながる」「子どもがイメージしやすい」「子どもが安心できる」であり，「表現が柔らかい，優しい」「子どもに伝わりやすい」「子どもが親しみやすい」「子どもとのコミュニケーションがとりやすい」といった類似の表現がみられた．子どもの成長発達に即した表現として「子どもの発達に合っている」

Table 4-6 自由記述データの内容

長　所	記述数	短　所	記述数
子どもが理解しやすい	59	子どもが理解できているか不明	22
子どもにとって分かりやすい	56	家庭によって言葉が違うため理解されるか不明	21
子どもの苦痛，不安や恐怖の軽減につながる	29	年齢の高い子どもに使うと自尊心を傷つける	17
子どもがイメージしやすい	27	正確に伝わらない	17
子どもが安心できる	21	成長発達に適した使用が難しい	15
表現が柔らかい，優しい	12	地域によって言葉が違うため通じない	13
子どもの協力を得やすい	9	正しい言葉，表現ではない	13
子どもの発達に合っている	9	医療処置の痛みや恐怖は変わらない	12
子どもに伝わりやすい	8	伝わることで不安や恐怖を煽る可能性がある	11
子どもが親しみやすい	6	5歳児には使わない，幼すぎる言葉	10
子どもとコミュニケーションがとりやすい	6	ことばの発達が遅れるかもしれない	7
スムーズに処置を行える	4	親が幼稚な言葉を不快に感じるかもしれない	5
子どもが処置に対する心構えができる	4	子どもにとって分かりやすいのか不明	5
子どもの緊張をほぐす	4	子ども扱いされていると感じるかもしれない	5
子どもの母親が使用し普段から馴染んでいる	4	スタッフによって言葉が違うと子どもは混乱する	4
安全に処置を行える	3	子どもを騙す，嘘をつくことになる	3
子どもが真似して言いやすい	2	表現しにくいものもある	1
子どもなりに頑張れる	2	子どもに良いイメージを与えるとは限らない	1
2・3・4歳児には伝わりやすい	2	スタッフによって使用できる，できない人がいる	1
子どもの権利を守る	2	3歳以上は正確な言葉を使った方が良い	1
保護者に優しいイメージを与える	2	伝える側の技術に左右される	1
「注射」は親が子どもに脅しとして使う言葉	1		
スタッフ全体をリラックスさせる	1		
子どもの主体的行動を促す	1		
遊びの要素がある	1		
計	275	計	185

があり，「子どもの協力を得やすい」「スムーズに処置を行える」「子どもが処置への心構えができる」「安全に処置が行える」「子どもなりに頑張れる」「子どもの主体的行動を促す」「子どもが真似して言いやすい」など，処置に主体的に参加できる長所が述べられていた．

また，対象年齢から「子どもの発達に合っている」がみられる一方，「2・3・4歳児には伝わりやすい」といった年齢別の対応に関する指摘もあった．保護者への影響としては「子どもの母親が使用し普段から馴染んでいる」「保護者に優しいイメージを与える」がみられた．

短所の記述で次に多くみられたのは，年齢に応じたことばかけの難しさを

指摘する「年齢の高い子どもに使うと自尊心を傷つける」「成長発達に適した使用が難しい」であった．加えて「5歳児には使わない，幼すぎる言葉」「3歳以上は正確な言葉を使った方が良い」といった少数意見もあった．近似の意見として「正確に伝わらない」「正しい言葉，表現ではない」「ことばの発達が遅れるかもしれない」「子ども扱いされていると感じるかもしれない」「子どもを騙す，嘘をつくことになる」がみられた．子どもに与える影響として「伝わることで不安や恐怖を煽る可能性がある」「子どもに良いイメージを与えるとは限らない」があった．

保護者へ与える影響として「親が幼稚な言葉を不快に感じるかもしれない」があり，「家庭によって言葉が違うために理解されるか不明」といった個々の家庭による違いを指摘する記述もあった．

その他，「地域によって言葉が違うため通じない」は方言による地域差について指摘があった．

医療従事者の問題として「スタッフによって言葉が違うと子どもは混乱する」「スタッフによって使用できる，できない人がいる」「伝える側の技術に左右される」といった，子どもにかかわるスタッフの技術的な課題が述べられている．

第4節　考察

1. 採血を受ける幼児へのオノマトペを用いた説明マニュアルの検討

採血手順の説明において，「座る」という表現を除いたすべての項目にオノマトペの使用頻度が高いことが示された．また，全国的に幼児への説明に活用されるオノマトペ語彙に統一性があり，地域差はほとんどみられないことも明らかとなった．しかしこれまで，地域によるオノマトペの使用頻度に偏りは少ないとしながらも，地域固有のオノマトペの存在もまた指摘されている（平田，ほか，2012）．平田他（2013）は，国会会議録を対象として，議員

の出身地別に使用するオノマトペの頻度を比較し，オノマトペ全体では出現頻度に違いがみられないが，関西で多く出現するオノマトペに「しっかり」などの4拍がみられると報告している．さらに竹田（2012）は，体調や気分を表す東北地方方言の擬音語・擬態語を解説し，鋭く刺すような痛みを表す「チクチク」を東北地方では「えがえが」として，地域により異なるオノマトペを紹介している．

今回，成人語の「座る」に関しては，自由記述で回答されたオノマトペが多かった．「座る」の表現には各地域独自のオノマトペの方言の存在が窺える．語形の前部要素で分類した，エ-系，オ-系の地理的分布の特徴は，小林（2010）による「大声で泣く様子」のオノマトペと近似していることが示されており，エ-系の泣き声「エンエン」「エーンエーン」，座る表現「エント」「エンタ」「エンチョ」は共に，関東・中部に集中している傾向がみられる．また，オ-系の泣き声「オーオー」「オーンオーン」「オイオイ」など，座る表現「オッチャン」「オッチン」「オッチョン」「オジャン」は共に広い地域に分布していることがわかった．今回，回答数の少なさから，明確な分布を読み取ることは難しいが，その背景に音象徴と地域社会の中で生きていることばとの関連が存在する可能性がある．オノマトペと音象徴について本研究では取り扱わないが今後の課題として挙げる．

本章では「座る」「寝る」「採る」のことば以外，全国的に同一のオノマトペが使用されていることが示され，採血を受ける幼児への説明に必要な標準的オノマトペが抽出された．採血手順に沿った幼児への標準的説明マニュアルは以下の通り，作成された（Figure 4-11）．

2．オノマトペ使用に対する様々な意見

自由記述意見から得られた，オノマトペに対する意見としては「理解しやすい」「わかりやすい」「伝わりやすい」「優しい」「安心できる」といった内容が多くみられたことから，概ね肯定的に受け止められていることがわかっ

> これからチックンするね。
>
> ここに座ってね（ゴロンしてね）。
>
> おてて、ピーンできる？
>
> おてて。グーできる？（グーパーできる？）
>
> ギュッて、マキマキするね。
>
> これで、キレイキレイ（フキフキ）するね。
>
> チックンするね。
>
> おてて、パーしてね。
>
> ペッタンするね。
>
> 終わったよ。おしまい。

Figure 4-11　採血手順に沿った幼児用オノマトペの標準的説明マニュアル

た．しかし，長所・短所に共通する両価的な意見として，オノマトペが子どもにとって理解しやすいことばと感じる反面，本当に子どもが理解できているかどうか確信が持てないという記述がみられた．幼児期の言語機能は発達途上である．年齢に応じて考慮すべき点も指摘されるが，医療処置場面で子どもの理解度を測ることは難しく，子どもに対しては大人と同じような言語的反応を期待できない．子どもは時に黙り，啼泣し，様々な情緒的反応を見せる．オノマトペが真に子どもにとって有効なのか，実験的研究を通してこの疑問に応えることが必要であると考える．

　次に，オノマトペに対する否定的な印象についてとりあげる．「正しい言葉，表現ではない」「ことばの発達が遅れるかもしれない」「子どもを騙す，嘘をつくことになる」「親が幼稚な言葉を不快に感じるかもしれない」といった意見から，オノマトペの使用に対するネガティブな受け止め方と解釈できる．オノマトペを使うことで子どもにマイナスの影響を与えたり，保護者を不快にさせるかもしれないという思いが医療従事者にあれば，積極的な使

用は考えにくい．このような否定的な意見がみられた背景について考察する．これまで，オノマトペを用いることで子どもに悪影響を与えるといった研究報告は見当たらない．しかし子どもの言語発達研究では，オノマトペは幼児語という認識のもとで行われることが多くみられる（石橋，2007）．また，オノマトペは音から意味をイメージしやすいわかりやすいことばにもかかわらず，成人語に取って代わられるべき「幼稚なことば」という認識は少なくない（高野 有働，2010）．小野（2009）は，オノマトペの濫用を戒める三島由紀夫の文章を取り上げている．三島（1995）は，「擬音詞（オノマトペ）」に対して「いわく、擬音詞は日常生活を生き生きとさせ、表現力を与えるが、表現そのものを類型化してしまう。いわく、子供が好むものだ。いわく、抽象性がなく、事物を事物のままに伝達するだけで、堕落したかたちだ」と極端に否定的な態度をとっている．しかし，その後で「巧みな擬音詞の使ひ方によって、女性独特の感覚的、具体的世界を読者に伝へる場合があります」といった補完文章があることから，完全に否定しているわけではないこともわかる．

　以上のような文化的背景が今回みられたオノマトペへのネガティブなイメージと結びついた可能性は否定できない．オノマトペは，日本語に豊富に存在し，古くから短歌や俳句，文学作品に，また現代では漫画やコマーシャルなどにも頻繁に使用され，老若男女を問わず日常的に親しまれていることばであり（石橋，2007），日本語を特徴づけることばといっても過言ではない．オノマトペは，感覚を数量的に評価したり，程度の副詞を用いて説明することがうまく行えないと思われる年少児を対象とする場合にとりわけ有効（苧坂，1999）であり，音や声がないにもかかわらず，眼前に出現した動きや現象がある種の音を感じ，それを音で象徴的に表現できる（星野，2005）ことから，言語機能が発達途上の幼児が理解しやすいことばである．医療従事者の否定的なイメージを払拭するためにもオノマトペの介入効果の立証が必要である．さらに，「家庭によって言葉が違うため理解されるか不明」「地

域によって言葉が違うため通じない」といった意見から，子どもの理解度を確認しながら対応するべき方向性が見えてくる．標準的な説明マニュアルを使用しながらも，個々の子どもの反応に応じた細やかな配慮が求められる．

最後に，子どもにかかわる医療従事者自身に向けた意見として，「スタッフによって言葉が違うと子どもは混乱する」「スタッフによって使用できる，できない人がいる」「伝える側の技術に左右される」といった内容が挙がった．これは医療従事者側の技術力差への指摘である．一般に，経験値のあるスタッフのほうが高い技術力をもつ．今回標準的な説明マニュアルが作成されれば，経験値の低いスタッフであっても同じ技術を提供できるのではないかと考える．小児医療現場で容易にプレパレーションの実施が可能となり，医療処置を受ける幼児の主体的な対処行動に結びつくことが期待される．実験的研究においてオノマトペの介入効果を立証することが重要であろう．

第5章　小児医療オノマトペ活用評価の因子分析

　第4章までの研究過程において，小児医療の現場では子どもへの説明にオノマトペが多用されていることが明らかとなった．しかし，一般的に医療従事者にはオノマトペを使用して話しているという意識は必ずしも高くない．オノマトペが子どもにとって有益なことばであれば積極的に使用することが望まれるが，研究3で抽出されたオノマトペに対する否定的イメージを持つ場合は，使用を避けることも予想される．これまで医療従事者が子どもにオノマトペを使用することを査定した研究は見当たらない．また，オノマトペを使用することに対して評価する尺度は皆無である．医療処置を受ける子どもにとってオノマトペを用いたことばかけが有効であるとすれば，子どもにかかわる医療従事者は意識的にそれを使用することが求められる．オノマトペに対するイメージを測定することで，そのオノマトペイメージの違いにより使用する行動が異なれば，オノマトペ使用を促進する上で重要な手掛かりを得ることになる．本尺度の開発により，オノマトペ使用に対する医療従事者のイメージ傾向を把握でき，個別に応じた指導が行える．また，教育的指導や介入効果の測度として利用できることからも意義深いと考えられる．そこで今回，オノマトペに対するイメージを評価し，オノマトペの利用に貢献できる尺度が必要と考えた．本章ではこの課題をとりあげる．

研究4　（2013年10月〜2014年3月）
第1節　目的

1．研究目的

　オノマトペに対する医療従事者のイメージを測定でき，オノマトペの利用

に貢献できる活用評価尺度を作成し，その妥当性と信頼性を確認する．

第2節　方法

1. 調査対象者

対象は研究3と同じデータである．質問紙の返送は230部（回収率42.6%）であり，そのうち項目に欠損値のある対象を除外した227名（有効回答率98.7%）を分析対象とした．

2. 調査方法

これまでの研究過程から，オノマトペに対するイメージを評価するための質問項目を独自に作成した．項目は，小児看護学を専門とする大学教員4名，臨床心理学を専門とする大学教員1名とともに繰り返し検討を行った．①状況・頻度（6項目），②身につけていく環境（8項目），③有用性の評価（8項目）の3つの構成概念を想定し，オノマトペのイメージを測定する22項目を収集した（Table 5-1）．ただし，状況・頻度の6項目のうち，項目「意識しないで使っている」は「意識して使っている」の反転項目であり，したがって状況・頻度は実質的に5項目である．教示文は，「幼児に対して使用している『チックン』『キレイキレイ』といった『小児医療オノマトペ』について，お聞きします．さまざまな医療処置場面で（採血に限らず），あなたが幼児に対応している状況を思い出し，回答してください」である．回答は，「全然そう思わない：1」から「とてもそう思う：4」の4件法で回答を求めた．得点が高いほどイメージの水準が高いことを示す．

3. 分析方法

分析は，SPSS Statistics Ver.19.0を用い，①因子分析，②Cronbachのα係数（以下，α係数とする）の算出，③t検定，一元配置および二元配置分散

Table 5-1　3つの構成概念を示した質問項目

構成概念	質問項目
①状況・頻度（6項目）	意識して使っている 意識しないで使っている 自然に話している 積極的に使っている 意図的に使っている よく使っている
②身につけていく環境（8項目）	自分の周囲が使っているから使用している 自分が子どもの頃，母親が使用していたことばを使っている 自分が子どもの頃，父親が使用していたことばを使っている 幼児の母親のことばを真似ている 幼児の父親のことばを真似ている 先輩（医師・看護師）から教わって使っている 本（絵本など）の影響を受けて使用している テレビの影響を受けて使用している
③有用性の評価（8項目）	幼児に有用なことばである 幼児にわかりやすいことばである 幼児の安心に繋がることばである 幼児にとって医療処置の苦痛を軽減することばである 幼児が理解できることばである 幼児の主体的な対処行動を高めることばである 幼児の笑顔を増やすことばである 幼児への説明には必要なことばである

分析，Bonferroni法の多重比較を用いて，属性（性別，年代別，臨床経験年数5年未満・5年以上，非管理職・管理職，施設種類別）による小児医療オノマトペ使用評価尺度得点の差の検討を行った．

4. 倫理的配慮

研究3に準じる．

第3節　結果

1. 尺度の因子構造と下位尺度の構成（Table 5-2）

　まず，各質問項目について，天井効果，フロア効果を確認した．フロア効果は1項目，天井効果は3項目で僅かながらみられたが，研究4では削除しなかった．22項目の基礎統計量を求め，項目の平均点に極端な偏りがないことを確認した．因子数は3構成概念（因子）を想定したことから，それぞれの一次元性と異なる構成概念であることを同時に検討するために，最尤法，プロマックス回転（斜交）による因子分析を採用した．固有値の落差，各因子の解釈可能性，因子に含まれる質問項目の内容などを考慮して，最終的に2因子を採用した．次に，各因子に含まれる項目，かつ，項目の内容，共通性，因子負荷量や各項目の相関係数を考慮し，10項目と6項目を選択した．選択した項目で，再度同様の因子分析を行った結果，2因子が抽出された．なお，2因子で22項目の全分散を説明する割合は37.7％であった．各因子の解釈として，第Ⅰ因子は，「幼児にわかりやすいことばである」「幼児に有用なことばである」「幼児への説明には必要なことばである」などの10項目が含まれ，幼児にとって有用なことばである「オノマトペに対する肯定的イメージ」と命名した．第Ⅱ因子は，「幼児の父親のことばを真似ている」「幼児の母親のことばを真似ている」「自分が子どもの頃，父親が使用していたことばを使っている」などの6項目が含まれ，これまでの経過を通して獲得していることから「オノマトペの獲得意識」と命名した．

　これら抽出された2つの因子は，当初想定していた構成概念である，③有用性の評価と①状況・頻度に含まれていた項目から第Ⅰ因子「オノマトペに対する肯定的イメージ」，②身につけていく環境の項目から第Ⅱ因子「オノマトペの獲得意識」が構成されている．①状況・頻度は因子として抽出されず，小児医療オノマトペ活用評価尺度は2つの次元で構成されていた．

Table 5-2 小児医療オノマトペ活用評価のための因子分析結果

(n = 227)

	因　子	M	SD	I	II	共通性
I．オノマトペに対する肯定的イメージ（α =.89）						
16	幼児にわかりやすいことばである	3.44	.66	.85	−.11	.698
15	幼児に有用なことばである	3.30	.71	.83	−.09	.636
22	幼児への説明には必要なことばである	3.42	.69	.78	−.09	.571
17	幼児の安心に繋がることばである	3.19	.78	.74	.11	.643
19	幼児が理解できることばである	3.31	.62	.69	−.06	.503
6	よく使っている	3.40	.78	.60	.03	.500
20	幼児の主体的な対処行動を高めることばである	2.85	.78	.59	.13	.527
18	幼児にとって医療処置の苦痛を軽減することばである	2.83	.81	.58	.18	.571
21	幼児の笑顔を増やすことばである	2.62	.83	.50	.15	.485
4	積極的に使っている	2.74	.89	.46	.18	.533
II．オノマトペの獲得意識（α =.84）						
11	幼児の父親のことばを真似ている	2.01	.85	−.12	.80	.633
10	幼児の母親のことばを真似ている	2.31	.92	−.09	.78	.649
9	自分が子どもの頃，父親が使用していたことばを使っている	1.75	.81	−.10	.67	.678
8	自分が子どもの頃，母親が使用していたことばを使っている	1.97	.94	−.02	.66	.695
14	テレビの影響を受けて使用している	1.83	.77	.06	.59	.657
13	本（絵本など）の影響を受けて使用している	1.85	.77	.08	.57	.624
	因子間相関係数			I	II	
	I			−	.37	
	II			.37	−	

注）因子抽出法：最尤法　回転法：プロマックス法

2．尺度の信頼性の検討

各尺度の内的整合性を検討するためにα係数を算出したところ，第 I 因子.89，第 II 因子.84となり，いずれも高い値であった．次に，各下位尺度に含まれる項目を折半し，Spearman-Brown の公式にしたがって各因子別に折半法による信頼性係数を算出したところ，第 I 因子.94，第 II 因子.91となり，いずれも高い値が得られた．

3．層別による分析

小児医療オノマトペ活用評価尺度の第 1 因子得点について，男女別と年代

Table 5-3　第Ⅰ因子得点に関する年代別,

	Ⅰ　オノマトペに対する肯定的イメージ			
年代別	20代 (*N*=62)		30代 (*N*=73)	
	女性 (*n*=57)	男性 (*n*=5)	女性 (*n*=57)	男性 (*n*=16)
男女別	32.9 (4.14)	33.0 (9.08)	31.6 (5.34)	29.4 (4.44)
施設種類別	小児専門病院 (*n*=58)		大学病院 (*n*=44)	
	32.50 (5.05)		31.50 (5.25)	
臨床経験年数別	5年未満 (*n*=46)			
	32.52 (5.41)			
管理職と非管理職	非管理職 (*n*=167)			
	31.47 (5.30)			

注）カッコ内は標準偏差

別，臨床経験年数別，管理職と非管理職，施設種類別に比較した結果をTable 5-3に示す．性別と4つの年代を独立変数，小児医療オノマトペ活用評価尺度の第1因子得点を従属変数とした2要因の分散分析を行ったところ，Figure 5-1に示す通り，性別×年代別の交互作用に有意な差は認められなかった（F=.894, p=.445）．しかし，年代別，および性別の主効果が有意であった（$F(3, 220)$=3.100, p<.029；$F(1, 220)$=7.040, p<.01）．年代別について，下位検定をBonferroni法で行った結果，20代と40代（p=.020），20代と50代以上（p=.021）の間に有意な差が認められた．若い世代の方が年配の世代に比べてオノマトペに対する肯定的イメージがより高い傾向にあることが示された．性別について，下位検定をBonferroni法で行った結果，女性の方が有意に高く（p=.009），男性よりも女性のほうがオノマトペに対する肯定的イメージがより高い結果が示された．また，臨床経験5年未満と5年以上では5年未満の方が，管理職と非管理職では非管理職のほうが，有意に高い傾

男女別，臨床経験年数別，管理職と非管理職，施設種類別の比較

40代 ($N=60$)		50代以上 ($N=26$)			
女性 ($n=49$)	男性 ($n=11$)	女性 ($n=16$)	男性 ($n=10$)	F	
30.8 (5.97)	26.9 (4.48)	31.1 (4.25)	26.5 (7.25)	3.10 7.04	20代＞40代*，50代以上* 女性＞男性**
総合病院 ($n=109$)		小児科医院 ($n=11$)		F	
30.37 (5.35)		29.55 (7.93)		2.35	小児専門病院＞総合病院†
5年以上 ($n=165$)				df　t	
30.64 (5.51)				209　2.05	5年未満＞5年以上*
管理職 ($n=55$)				df　t	
30.00 (5.80)				220　1.75	非管理職＞管理職†

†$p<.10$，*$p<.05$，**$p<.01$

向がみられた．施設種類別では，4つの種類（総合病院，大学病院，小児専門病院，小児科医院）を独立変数，第Ⅰ因子を従属変数とした一要因の分散分析を行った（$F(3,218)=2.354, p<.10$）．Bonferroni 法による多重比較の結果，総合病院と小児専門病院の間に有意の傾向性がみられた（$p=.095$）．

次に，小児医療オノマトペ活用評価尺度の第2因子得点に関して，男女別と年代別，臨床経験年数別，管理職と非管理職，施設種類別に比較した結果を Table 5-4 に示す．性別と4つの年代を独立変数，小児医療オノマトペ活用評価尺度の第2因子得点を従属変数とした2要因の分散分析を行ったところ，性別×年代別の交互作用，年代別に有意な差は認められなかった（$F=.868, p=.459 ; F=2.053, p=.107$）．性別の主効果に有意差がみられた（$F(3,220)=10.386, p<.002$）．性別の主効果が有意であったため，下位検定を Bonferroni 法で行った結果，男性に比べて女性の方が有意に高かった（$p=.001$）．全体として，オノマトペの獲得意識に，両親やテレビなどの影響は低い結果

Table 5-4 第Ⅱ因子得点に関する年代別,

Ⅱ オノマトペの獲得意識				
年代別	20代 ($N=62$)		30代 ($N=73$)	
	女性 ($n=57$)	男性 ($n=5$)	女性 ($n=57$)	男性 ($n=16$)
男女別	13.30 (3.96)	9.60 (3.58)	12.18 (3.52)	11.06 (3.68)
施設種類別	小児専門病院 ($n=58$)		大学病院 ($n=44$)	
	12.50 (3.53)		11.30 (3.65)	
臨床経験年数別	5年未満 ($n=46$)			
	12.28 (3.87)			
管理職と非管理職	非管理職 ($n=167$)			
	12.28 (3.87)			

注) カッコ内は標準偏差

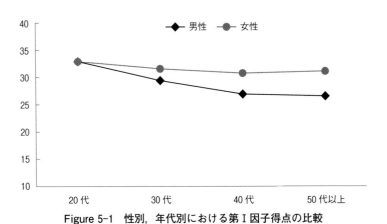

Figure 5-1 性別,年代別における第Ⅰ因子得点の比較

注) Figure は,横軸に年代,縦軸に第Ⅰ因子得点を示す.性別×年代別の交互作用はない.

男女別，臨床経験年数別，管理職と非管理職，施設種類別の比較

40代 ($N=60$)		50代以上 ($N=26$)		F	
女性 ($n=49$)	男性 ($n=11$)	女性 ($n=16$)	男性 ($n=10$)		
11.25 (2.78)	8.33 (2.92)	10.56 (3.71)	9.40 (2.80)	2.05 10.39	n.s. 女性＞男性**
総合病院 ($n=109$)		小児科医院 ($n=11$)		F	
11.51 (4.01)		11.82 (3.52)		1.11	n.s.
5年以上 ($n=165$)				df t	
11.48 (3.79)				209 1.27	n.s.
管理職 ($n=55$)				df t	
11.48 (3.79)				209 1.27	n.s.

**$p<.01$

が示され，より低い傾向を示したのは男性のほうであった．また，施設種類別，臨床経験年数別，管理職と非管理職別について，有意差は認められなかった．

第4節 考察

1. 尺度の妥当性・信頼性の検討

　研究4の目的は，オノマトペに対する医療従事者のイメージを測定できる，オノマトペの活用評価尺度を作成し，妥当性・信頼性を検討することであった．

　質問項目の作成過程においては，測定内容や概念の定義を明示し，作成した項目の各々がその定義に合致しているか否かについて，専門家5名により検討されたことから，内容的妥当性の一部を備えていると考えられる．オノ

マトペ活用評価尺度は，オノマトペに対する肯定的イメージ（10項目），オノマトペの獲得意識（6項目）の2因子構造であり，全16項目からなる．オノマトペに対するイメージと使用するに至った経緯を測定するものである．因子分析の結果から，第1因子の構造が確認されたことから，構成概念妥当性の一部は示された．第Ⅰ位因子得点の結果から，全体的に肯定的イメージが高いことが明らかとなった．性別の比較結果では，男性よりも女性にオノマトペに対する肯定的イメージがより高いことが示された．中学1年生を対象にした国語科学習指導案では，オノマトペの使用の男女差について，「パラパラ」「モソモソ」など微妙な食感を表現するオノマトペが女性の方に多いという理由を述べている（玉利，2013）．また一般的に，男性よりも女性にオノマトペを用いた表現を好む傾向がある．オノマトペの使用率に関する雑誌の比較調査では女性雑誌の方が男性雑誌より圧倒的に高く（吉田，2008），日中両国とも明らかに女性誌に多い傾向が見られる（李，2009）ことからも，これらの研究は本研究の結果を支持するものと考えられる．年代では，20代・30代・40代・50代以上の4つの年代群における比較では，若い世代の方が年配の世代よりもオノマトペに対する肯定的イメージがより高く，最もイメージが低かったのは50代以上の男性であった．文化庁による国語に関する世論調査（文化庁，2012）では，オノマトペの認知度に世代間の違いがあり，オノマトペを使うことがあると回答した割合は若い世代のほうに多くみられると報告している．今回，臨床経験年数5年未満と5年以上では5年未満のほうに，非管理職と管理職では非管理職のほうに，いずれも若い年代に分類できるほうに，より高い結果を得られたことから尺度の表面的妥当性を示唆するものと解釈できる．施設種類別においては，小児専門病院が総合病院よりも高い得点傾向が示された．このことは，一般病院に比し，小児に特化した高度な医療技術を提供する小児専門病院の特徴を示唆していると考えられた．第Ⅱ因子得点の結果は，全体的に低く，オノマトペの獲得意識に，両親やテレビの影響は少ないという結果が明らかとなった．本結果から，学習プ

ロセスとしては認知されないオノマトペの特徴が窺われた．つまり，オノマトペは，学習体験として意識化されることがなく，日常生活の中で自然に身につくことばではないかと考えられる．例えば，医療従事者は，オノマトペが多用される小児医療現場に携わることで，自然に必要なオノマトペを習得するのかもしれない．

以上，小児医療オノマトペ活用評価尺度の妥当性の一端は確認された．しかしながら，基準関連妥当性については，検討に必要な既存の尺度が存在しないことから今後の課題として残された．また，尺度の信頼性は，α 係数，折半法によって検討された．各因子における項目間の信頼性係数は高い値を示しており，オノマトペ活用評価尺度は内的整合性を満たし，各因子はそれぞれの下位尺度としての信頼性を満足させる水準にあると考えられた．さらに，測定の精度を確認するためには，再検査法の検討が今後の課題である．

2. 小児医療オノマトペ活用評価尺度の活用

オノマトペは，小児医療現場で幼児に活用できることばとして有用性が高いことが示唆されている．しかし，研究3の自由記述データでみられた否定的印象の中には「正しい言葉，表現ではない」といった意見も一部みられていることから，本尺度の利用がオノマトペに対する正しい知識を持つ機会となることが期待される．また，オノマトペを使用することに対する評価が低い否定的イメージを持つ医療従事者への教育的な介入など，オノマトペの実践的普及に向けて有用な方法論ともなり得る．子どもにかかわる医療従事者が，オノマトペを使用することに対して，より肯定的イメージを持つことで，医療処置場面で積極的に使用されることが期待される．これまでオノマトペに対するイメージや評価を測定できる尺度は皆無ということからも，本領域における一定の貢献と言える．さらに，オノマトペに関心を寄せる国際社会に対して貴重な知見を提供することになろう．

本尺度は次の群間比較実験において採血実施者となる対象に実施する予定

となる．小児医療オノマトペ活用評価尺度を用いてオノマトペ使用に対するイメージを定量的に測定し，採血実施者の差異を2群間で検討する．

第6章　オノマトペを用いた介入研究

　第4章では，全国調査の結果を受けて，採血場面における幼児用説明マニュアルを作成した．

　また，前章では，オノマトペに対するイメージを評価するために因子分析を行い，「小児医療オノマトペ活用評価尺度」を作成した．本章では，採血を受ける幼児を対象に，オノマトペの説明マニュアルを用いたプレパレーションを実施し，その効果を実験的に検討する．

研究5　（2014年8月〜2015年1月）
第1節　背景と目的

　採血は多くの子どもにとって最も頻繁に受ける医療処置の一つであり，非常につらい経験である（Kolk, von Hoof, & Fiedeldij Dop, 2000）．これまで，幼児期を対象とした，採血・注射に関するプレパレーションの研究は数多く報告されているが，その効果を実証的に検討したものは必ずしも十分ではない．

　幼児期の子どもを対象とした先行研究では，プレパレーションの用具として，人形（西尾，2010），キャラクター（阿部，2005），紙芝居（平野 北林，2005；西崎，穴見，小林，2007），パンフレット（丸田，竹之下，小林，松本，2008）を用いたものや，検査や処置の恐怖心を緩和するために「気を紛らわせる」目的で行われる，ディストラクションの介入研究（平田，流郷，古株，松倉，鈴木，2012）がみられるが，いずれも少数の事例報告や調査報告に留まっている．

　仲尾・石川（2004）が，絵本などによるプレパレーションの有効性を情動スコアと協力行動スコアで評価した結果，3・4歳児はプレパレーションを

行うことで「嫌だ」という気持ちを軽減することは難しかったが「動かずにがんばる」という気持ちを高めることができるのではないかとしている．佐藤・塩飽（2007）の報告では，3〜7歳児を対象に，紙芝居での説明，実際に用いる医療器具の提示，過去の採血体験の振り返り，キャラクターのお守りによる暗示を組み合わせたプレパレーションを行い，観察群と介入群で比較検討している．その結果，両群の対処行動に差はなかったが，観察群より介入群のほうに子ども自身の示した痛みスコアが弱かったことが示された．結論として，実施したプレパレーションは子どもが感じる痛みの軽減に有効だったとしている．しかしこれらの研究は，複数の介入を組み合わせていることから，どの介入が効果を認められたか，特定できないという課題が残された．

　海外の群間比較研究にはディストラクションの研究が多い（Murphy, 2009）．採血を受ける3〜6歳児に対して，採血が実施されている間，パソコン上でアニメーションを観ることで，実験群のほうが子ども自身の示した痛みスコア，脈拍，血液コルチゾール，血糖値が有意に低値を示し（Yoo, Kim, Hur, & Kim, 2011），シャボン玉遊びのディストラクションの結果，実験群のほうが行動評定，痛みスコアともに有意に低下した（Caprilli, Vagnoli, Bastiani, Messeri, 2012）という報告がある．また，予防接種を受ける幼児に，玩具やお絵かきなど遊びを取り入れたディストラクションが有効であり（Manimala & Blount, 2000），学童期を対象としたディストラクションの介入では，6〜12歳児を対象に採血実施中，カラフルなカードに集中することで，実験群のほうが有意に痛みや不安の程度が低くなったと述べている（Inal & Kelleci, 2012）．さらに，7〜11歳児を対象とした万華鏡を使ったディストラクションの検討では，実験群のほうに子ども自身が示す痛みや恐怖スコアが有意に低下したとしている（Guducu, Celebiogulu, & Kucukoglu, 2009）．これらのディストラクションの研究では，群間比較法が選択されている．桶水，上別府（2006）は，プレパレーションの介入効果に関する文献検討を行い，わが国

の比較研究の少なさを指摘し，介入研究の必要性を述べている．また，手術を控えている幼児と保護者に対して，自宅で事前に手術の説明ビデオや冊子をみる，プレパレーションプログラムを導入し無作為化比較試験で検証している（Wakimizu, Komagata, Kuwabara, & Kamibeppu, 2009）．研究5では，研究3で作成されたオノマトペの標準的説明マニュアルを用いたプレパレーションの効果を検証するために，無作為化比較試験を試みた．

1．研究目的
　採血を受ける幼児を対象に，オノマトペの標準的説明マニュアルを用いたプレパレーションを実施し，その有効性を検証する．

2．仮説
　検証すべき仮説は以下の通りである．
仮説1：オノマトペの説明マニュアルを用いることによって，幼児の苦痛が軽減する．
仮説2：オノマトペの説明マニュアルを用いることによって，幼児の協力行動が高まる．
仮説3：オノマトペの説明マニュアルを用いることによって，幼児の情動が安定する．

第2節　方法

1．研究対象者
　東京都下にあるA総合病院小児科外来で，採血を受ける3歳から6歳の（就学前）幼児とその保護者の中で，調査協力の得られた子どもとその保護者，および採血実施者を対象とした．子どもには，発達障害，コミュニケーション障害がなかったことを予め確認した．

2. 研究方法

　対象者を小児科外来の診察順に，対象者がオノマトペを使用する群（以下，オノマトペ群）とオノマトペを使用しない群（以下，非オノマトペ群）に割り当てる無作為化比較試験とした．子どもが採血で感じた痛みの主観的，客観的評価，対処行動の客観的評価を2群間で比較することにより有効性の検証を行った．測定ポイントは，先行研究（Movahedi, Rostami, Salsali, Keikhaee, & Moradi, 2006）を参考に，採血前（ベースライン），採血直後，採血5分後の3回と設定した．実験手順の概要を Figure 6-1 に示す．

　手順として，先ず小児科外来の診察室にて医師の診察結果，採血が必要となった子どもとその保護者に対して研究協力の依頼がなされた．同意を得られた保護者に対し，診察室を退出した後，中待合室にて研究者が質問紙等を配布し，手順の詳細を伝えた．子どもは中待合室にて数分待機後，順番に処置室（Figure 6-2）に誘導され，採血が実施された．採血はすべて医師が実施し，看護師が介助を担当した．オノマトペ群と非オノマトペ群の割り付けは交互に行い，毎回，担当する医師が手順書に記載されている該当の台詞（Figure 6-3）を確認し子どもに説明した．採血は，基本的に月替わりで決められている処置担当の研修医により行われた．診察室の医師は勤務医が担当し，処置担当の医師に採血を指示するが，業務の状況により勤務医自ら採血を実施することも多かった．子どもの採血は原則として臥位で行われた．採血の際，保護者は処置室に入室することは可能であるが，基本的に中待合室にて待機していた．採血は真空管を使わず，翼状針または留置針と注射器を使用して行われ，採血後，酒精綿を当てテープ固定で止血された．その後，研究者が子どもを誘導し，中待合室で待機していた保護者まで誘導した．

3. 手続き

　研究者は事前準備として採血場面を数例観察し，FLACC，情緒スコア，協力行動スコア（後述）の得点化を行った後，小児看護専門家1名と一緒に

第6章 オノマトペを用いた介入研究　103

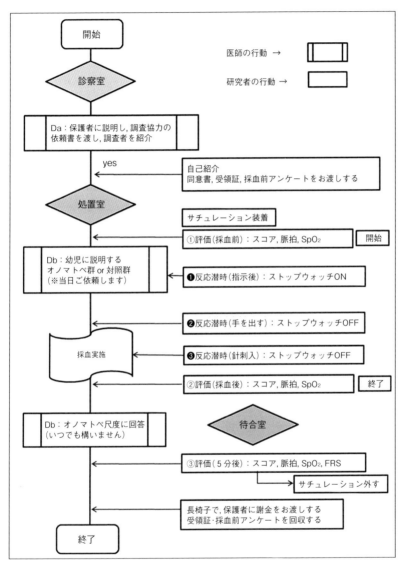

Figure 6-1　調査手順の概要

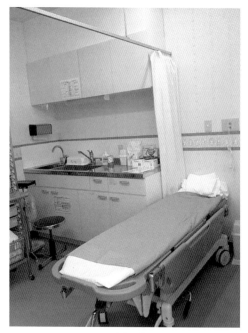

Figure 6-2　小児科外来処置室
注）　医療処置は主にストレッチャーの上で実施された．
　　子どもは主に仰臥位で採血を受けた．

評価の訓練を行い，評価基準を合議の上定めた．その後，研究者の評価の信頼性を高めるため，平成26年8月13日に予備調査3例を含み，全9例を評価した．研究者と小児看護専門家の評定者間の一致率0.86（168項目中，144項目が一致した）を確認し，評定の信頼性が確保されたところで研究者1名の評定とした．

4．調査票による評価項目
1）基本情報
　子どもの性別，年齢，診断名，過去の入院経験，過去の採血回数，最終採

第6章 オノマトペを用いた介入研究　105

```
┌─────────────────────────┐  ┌─────────────────────────┐
│     オノマトペ使用群      │  │       対 照 群           │
│ オノマトペを中心とした説明をお願いします。│  │ オノマトペを使わない説明をお願いします。│
│                         │  │                         │
│ これから、チックンするね。 │  │ これから、血を採るね。   │
│ ここに座ってね（ゴロンしてね）。│  │ ここに座ってね（寝てね）。│
│ おてて、ピーンできる？   │  │ 手を伸ばしてくれる？    │
│ おてて、グーできる？(グーパーできる？)│  │ 手を握ってくれる？     │
│ ギュッて、マキマキするね。│  │ ひも(駆血帯)で、巻くね。 │
│ これで、キレイキレイ(フキフキ)するね。│  │ これで、拭くね。        │
│ チックンするね。         │  │ 針を刺すね。            │
│ おてて、パーしてね。     │  │ 手を開いてね。          │
│ ペッタンするね。         │  │ 絆創膏を貼るね。        │
│ 終わったよ。おしまい。   │  │ 終わったよ。おしまい。  │
│ ありがとう。頑張ったね。 │  │ ありがとう。頑張ったね。│
└─────────────────────────┘  └─────────────────────────┘
```

Figure 6-3　オノマトペ群と非オノマトペ群の台詞（付録206～207頁参照）
注）A4サイズ用紙をラミネート加工して作成．採血実施者の手元に置いた．

血時期，今回の採血理由，血液採取量，針の種類，採血の穿刺部位，穿刺体位，穿刺回数，受診に付き添ってきた保護者，保護者のかかわり

2) 保護者への調査（付録D：研究5の保護者への調査票「採血前アンケート」参照）

　痛みの処置を伴う子どもの背景を把握する目的で，過去の入院経験の有無，過去の採血経験の有無，採血経験回数，最終採血時期，採血や予防接種以外で経験したことがある過去の強い痛みについて保護者に記述を求めた．また，保護者の理解の程度や不安の程度を把握する目的で，先行研究の質問紙調査項目（佐藤，塩飽，2007）を採用し，子どもの採血および病気に対する保護者の理解と不安の程度について，4段階尺度で回答を求めた（Table 6-1）.

3) 小児医療オノマトペ活用評価尺度（付録D：研究5の採血実施者への調査票「小児医療オノマトペ活用評価尺度」参照）

　採血実施者を対象に，採血場面の説明においてオノマトペを使用することに対するイメージを測定する目的で使用した．本尺度は研究5において作成

Table 6-1 保護者への調査

採血に対して，十分理解している	大体理解している	あまり理解していない	ほとんど理解していない
採血に対して，とても不安	少し不安	あまり不安はない	ほとんど不安はない
病気に対して，十分理解している	大体理解している	あまり理解していない	ほとんど理解していない
病気に対して，とても不安	少し不安	あまり不安はない	ほとんど不安はない

された．研究5では，幼児に採血を実施する医師に対して実施した．

5. 子どもに対する測定項目：以下7項目

1) Wong-Baker FACES Pain Rating Scale (FRS)(Figure 6-4)

採血後の痛みの主観的評価として，Wong, & Baker（1988）が作成したFACES Pain Rating Scale を使用した．この尺度は，顔の表情によって痛みの程度をアセスメントするための測定用具である．3歳から18歳の小児に好まれて使用され，現在，世界で広く受け入れられており，信頼性と妥当性が確保されている主観的評価の一つであり（Stinson, Kavanagh, Yamada, Gill, & Stevens, 2006; Keck, Gerkensmeyer, Joice, & Schade, 1996; Luffy & Grove, 2003; West, et al., 1994; Huff, Hamlin, Wolski, McClure, & Eliaders, 2009；飯村，ほか, 2002），0から5の6段階尺度である．得点は0が1点，1が2点，3が4点，4が5点，5が6点に換算した．この得点が高いほど痛みが強いことを示す．採血後，調査日の採血で感じた痛みの程度を，笑顔から泣き顔までの6つの顔の表情で表されているイラストの中から1つ，子どもに選択してもらった．

2) 経皮的動脈血酸素飽和度（SpO_2）

3) 心拍数（HR）

2），3）はパルスオキシメータ（NPB-40：コヴィディエンジャパン㈱）(Figure 6-5) を用いて，経皮的動脈血酸素飽和度（以下，SpO_2とする），心拍数

第 6 章　オノマトペを用いた介入研究　107

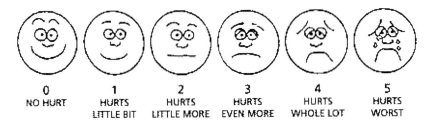

Figure 6-4　Wong-Baker FACES Pain Rating Scale（FRS）

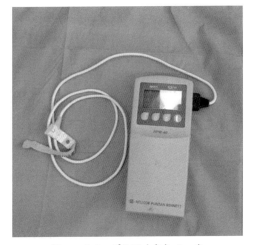

Figure 6-5　パルスオキシメータ
注）パルスオキシメータと接続したフィンガープローブを示す．
　　プローブは子どもの趾指または指先に装着した．

（以下，HR とする）を測定した．パルスオキシメータによる測定は簡便で非侵襲的であり，持続的モニタリングが可能である．パルスオキシメータのプローブを指先に装着することによって，発光部からの光を受光部が感知し血液中の酸素濃度が測定される（金澤，ほか，2014）．Vosoghi, Chehizad, Abotalebi, & Roshan（2010）は，点滴を受ける幼児を対象にシャボン玉のディストラクションを用いた介入実験において，HR と SpO_2 を測定指標に用い

ている．SpO_2の正常値は96％〜100％であり，95％以下は呼吸不全の疑いがあり観察が必要である（風間，2008）．痛みを強く感じることで呼吸が抑制されSpO_2数値の低下が予想される．一方，HRの増加はより強い痛みを示唆している（Yoo, Kim, Hur, & Kim, 2011）．HRは情緒的表現の指標として有用である（Reeb & Bush, 1996）．予測される測定値の変化は，痛み刺激に伴い呼吸が抑制されることによりSpO_2の低下であり，幼児の自覚的な不安や苦痛により引き起こされるHRの増加である．子どもにプローブを装着する時は「検査のために，これをお指に巻くね．痛くないからね．ピッピッて言うから一緒に見ようね」と伝えて付けた．

4) Face, Legs, Activity, Cry, Consolability（FLACC）Behavioral Scale（Table 6-2；付録D：研究5の「調査フォーム」参照）

　採血前後の痛みの客観的評価として，Merkel, Voepel-Lewis, Shayevitz, & Malviya（1977）により開発された行動スコアを採用した．この尺度は，5

Table 6-2　Face, Legs, Activity, Cry, Consolability（FLACC）Behavioral Scale

行　動	判　　定	スコア
表情	・表情の異常なし，または笑顔 ・時々顔をゆがめる，しかめっ面をする，視線が合わない，関心を示さない ・頻回またはずっと下顎を震わせる，歯をくいしばる	0 1 2
足の動き	・正常な姿勢でいる，リラックスしている ・落ち着かない，じっとしていない，緊張している ・蹴る，足を抱え込む	0 1 2
活動性	・おとなしく横になっている，正常な姿勢でいる，容易に動くことができる ・もだえている，前後に体を動かす，緊張している ・反り返る，硬直，けいれんしている	0 1 2
泣き方	・泣いていない（起きているか眠っているかにかかわらず） ・うめき声またはしくしく泣いている，ときどき苦痛を訴える ・泣き続けている，悲鳴，むせび泣いている，頻回に苦痛を訴える	0 1 2
あやしやすさ	・満足している，リラックスしている ・触れてあげたり，抱きしめてあげたり，話しかけることで気を紛らわせ安心する ・あやせない，苦痛を取り除けない	0 1 2

つのカテゴリー(表情・足の動き・活動性・泣き方・あやしやすさ)からなる痛みに関連した行動を基本にしており，子どもから大人に幅広く使用され，信頼性と妥当性が確保された指標である(Voepel-Lewis, Zanotti, Dammeyer, & Merkel, 2010；Bai & Hsu, 2012). また，必ずしも痛みを伴わない処置に対する不安や恐れの指標として使用できる，とされている(Babel, et al., 2012). 項目ごとのスコアリングは0，1，2点の3段階からなり，全項目の総得点が高いほど痛みや不安，恐れが強いことを示す．Chen(2003)によると，0～3点は，全く痛みがないから弱い痛み，4～7点は，中程度の痛み，8～10点は，極度の痛みを示す．

5) Mnifest Upset Scale(情緒スコア)
6) Cooperation Scale(協力行動スコア)(Table 6-3；付録D：研究5の「調査フォーム」参照)

5)，6)は採血前後の子どもの対処行動の評価として，Visintainer, & Wolfer(1975)により開発され，小関(1984)により和訳された情緒スコアおよび協力行動スコアであり，これらを採用した．情緒スコアは，入院し処置や手術を受ける子どもの不安や恐れの程度を評価する尺度であり，1，3，5点の3件法で得点化している．得点が高いほど不安，恐れや怒りなど心理的混乱が高いことを示す．協力行動スコアは，処置(採血時，前投薬時，手術室への移送時など)に対して協力的に取り組める程度を評価する尺度であり，情緒スコア同様に3件法で得点化している．得点が高いほど協力的な行動が

Table 6-3 Mnifest Upset Scale(情緒スコア)およびCooperation Scale(協力行動スコア)

	判　定	スコア
情緒スコア	・恐れや不安がない．すなわち落ち着いている・泣かない・言語的拒絶がない	1
	・すすり泣く．最初だけ，あるいは軽度の言語的拒絶がある．慰めされれば効果がある	3
	・極度に興奮している．号泣，あるいは強い言語的拒絶がある．慰められても効果がない	5
協力行動スコア	・処置やケアに積極的に参加する．協力的態度をとる	1
	・処置やケアに際し，最初だけ，あるいは軽度の抵抗をする	3
	・極度の抵抗をする．逃げ出そうとしたり，行動で処置を拒否する	5

とれていないことを示す．

7）反応潜時

ストップウオッチを用いて，説明後，自ら手を出すまでの時間を測定した．潜時とは，特定の刺激が生じてから反応が起きるまでの経過時間を言う．これは，刺激に関連して反応が生起する敏速性を表す．行動の強さを測定する，あるいは評定するときの速度の一つとして有用である（Bijou, 1996）．

6．分析方法

統計処理は，独立した2群間の差の検定にはt検定，Mann-WhitneyのU検定（正確確率検定），反復測定のある2要因の差の検定には，2要因の分散分析，Bonferroniの多重比較，Friedmanの検定，Wilcoxonの符号付順位検定の多重比較，比率の差の検定にはFisherの直接確率検定，相関についてはSpearmanの順位相関係数，を用いて分析を行った．なお，統計解析にはSPSS Statistics Ver.22.0を使用した．

7．倫理的配慮

神奈川大学における人を対象とする研究に関する倫理審査委員会の承認（承認番号2013-3-2）を得た．また，武蔵野赤十字病院における研究倫理審査委員会の承認（承認番号26030）を得た．倫理的配慮の内容には，個人情報の保護，参加の自由と中断の保証，質問への対応方法，研究成果の公表方法を明記した．収集したデータは個人を識別する情報を取り除き，新たに番号を付けて匿名化した．診察医師より，採血を行う子どもと保護者に調査依頼を行い，許可を得られた場合，研究者より改めて調査に関する説明を依頼文と口頭で行い同意を得られた子どもと保護者を対象とした．オノマトペ群，非オノマトペ群とも，代諾者として保護者から同意書に署名してもらった．採血実施者である医療従事者も同様に依頼文と口頭により，調査目的・調査方法・倫理的配慮等を説明し，研究協力の承諾を得た上で実施した．

本研究では既存の痛みの客観的評価尺度を使用しているが，使用に当たっては，WONG-BAKER FACES FOUNDATION：http://www.wongbaker-faces.org/publishing-use/ に使用の許可を申し出て，Wong-Baker FACES® Pain Rating Scale 使用の許可を得ている．

第3節　結果

1．対象者の背景

オノマトペ使用群19組，対照群17組に依頼し，36組全員の調査協力が得られた．このうち，採血穿刺回数2回以上の6名の子どもを除き，オノマトペ群15組（男児9名，女児6名），非オノマトペ群15組（男児9名，女児6名）の有効データを得た．平均年齢はオノマトペ群が4.6±1.0歳，非オノマトペ群は4.0±0.7歳であった（Table 6-4）．

アンケートに記入した保護者は，母親が8割以上を占めた（Table 6-5）．採血を担当した医師は11名であり，全員が小児科所属であった．その内訳は，勤務医6名（男性2名，女性4名），研修医5名（男性4名，女性1名）であった．

Table 6-4　子どもの性別と年齢

性別	オノマトペ群 ($n=15$)		非オノマトペ群 ($n=15$)	
	n	%	n	%
男児	9	60.0	9	60.0
女児	6	40.0	6	40.0
年齢　$M±SD$	4.6±1.0		4.0±0.7	

Table 6-5　アンケート記入の保護者の属性

	人（%）
母　親	26（86.7）
父　親	2（ 6.7）
祖　母	1（ 3.3）
祖　父	1（ 3.3）
合　計	30（100.0）

2. オノマトペ群と非オノマトペ群の比較

1) 背景の比較

痛みを伴う処置に対する子どもの対処行動に影響を及ぼす要因について，先行研究（武田，1998；佐藤，塩飽，2007）に準じ検討した．子どもの性別，年齢，採血経験回数，過去に採血した時期，採血所要時間，採血量（Table 6-6），採血以外で経験したことがある過去の強い痛みの有無，入院経験，受診に付き添ってきた保護者，保護者のかかわり，保護者の状況として子どもの採血や病気に対する理解と不安の程度（Table 6-7），診断による分類（Table 6-8）において，オノマトペ群と非オノマトペ群の比較をχ^2検定で行ったところ有意差はみられなかった．また，採血実施者である医師の性別，職務の比較ではχ^2検定を，小児医療オノマトペ活用評価尺度得点（第1因子・第2因子）の比較ではt検定で行ったところ，オノマトペ群と非オノマトペ

Table 6-6 子どもの性別，採血経験回数，最後に採血した時期，採血所要時間，採血量

項目	オノマトペ群 ($n=15$)		非オノマトペ群 ($n=15$)		計 ($n=30$)		χ^2	p
	n	%	n	%	n	%		
年齢（月齢）								
36—48	5	33.3	7	46.7	12	40.0	19.333	.564
49以上	10	67.7	8	53.3	18	60.0		
採血経験回数								
0回	2	13.3	6	40.0	8	26.7	4.202	.240
1～2回	8	53.4	5	33.3	13	43.3		
3回以上	5	33.3	4	26.7	9	30.0		
最後に採血した時期								
3ヶ月以内	6	46.2	3	33.4	9	40.9	1.673	.107
3ヶ月－1年以内	1	7.7	4	44.4	5	22.7		
1年以上前	6	46.1	2	22.2	8	36.4		
採血所要時間（分）								
M（最小値－最大値）	3.1 (1.0—13.0)		2.5 (1.0—5.0)		2.8 (1.0—13.0)		3.067	.690
採血量（ml）								
M（最小値－最大値）	5.5 (3.0—12.0)		4.7 (2.0—12.0)		5.1 (2.0—12.0)		5.619	.585

Table 6-7 入院経験，強い痛み経験の有無，付添いの保護者，保護者のかかわり，保護者の採血に対する理解・不安，病気に対する理解・不安

項目	オノマトペ群 (n=15)		非オノマトペ群 (n=15)		計 (n=30)		χ^2	p
	n	%	n	%	n	%		
入院経験								
あ　り	7	46.7	4	26.7	11	36.7	1.474	.479
な　し	8	53.3	11	73.3	19	63.3		
強い痛み経験								
あ　り	5	33.3	7	46.7	17	56.7	.556	.456
な　し	10	66.7	8	53.3	13	43.3		
保護者								
母　　親	12	80.0	12	80.0	24	80.0	2.000	.572
父　　親	1	6.7	1	6.7	2	6.8		
両　　親	1	6.7	0	0.0	1	3.3		
祖　　母	1	6.6	0	0.0	1	3.3		
母親と祖母	0	0.0	1	6.7	1	3.3		
祖　　父	0	0.0	1	6.6	1	3.3		
保護者のかかわり								
介入あり	1	6.6	0	0.0	1	3.3	2.143	.343
傍で見守り	1	6.6	0	0.0	1	3.3		
介入なし	13	86.8	15	100.0	28	93.4		
採血に対する理解								
十分理解している	12	80.0	11	73.3	23	76.7	.180	.671
だいたい理解している	3	20.0	4	26.7	7	23.3		
あまり理解していない	0	0.0	0	0.0	0	0		
ほとんど理解していない	0	0.0	0	0.0	0	0		
採血に対する不安								
とても不安	1	6.7	1	6.7	2	6.7	.968	.501
少し不安	5	33.3	9	60.0	14	46.7		
あまり不安はない	5	33.3	2	13.3	7	23.3		
ほとんど不安はない	4	26.7	3	20.0	7	23.3		
病気に対する理解								
十分理解している	4	26.7	4	26.7	8	26.7	.337	.561
だいたい理解している	8	53.3	10	66.7	18	60.0		
あまり理解していない	3	20.0	1	6.7	4	13.3		
ほとんど理解していない	0	0.0	0	0.0	0	0.0		
病気に対する不安								
とても不安	2	13.3	3	20.0	5	16.7	.276	.599
少し不安	11	73.3	11	73.3	22	73.3		
あまり不安はない	1	6.7	0	0.0	1	3.3		
ほとんど不安はない	1	6.7	1	6.7	2	6.7		

Table 6-8 診断による分類

項目	オノマトペ群 (n=15)		非オノマトペ群 (n=15)		計 (n=30)		χ^2	p
	n	%	n	%	n	%		
診断名								
発熱	2	13.3	3	20.0	5	16.7	17.867	.531
呼吸器疾患	4	26.7	3	20.0	7	23.3		
内分泌, 代謝疾患	0	0.0	1	6.7	1	3.3		
運動器系の疾患	1	6.7	0	0.0	1	3.3		
神経系の疾患	1	6.7	3	20.0	4	13.3		
消化器系の疾患	1	6.7	0	0.0	1	3.3		
泌尿器系の疾患	1	6.7	1	6.7	2	6.7		
アレルギー性疾患	3	20.0	3	20.0	6	20.0		
免疫系の疾患	2	13.3	1	6.7	3	10.0		

Table 6-9 採血実施医師の性別, 職務, 小児医療オノマトペ活用評価尺度得点

項目	オノマトペ群 (n=15)		非オノマトペ群 (n=15)		計 (n=30)		χ^2	p
	n	%	n	%	n	%		
性別								
男性	9	60.0	10	66.7	19	63.3	.144	.705
女性	6	40.0	5	33.3	11	36.7		
職務								
勤務医	8	53.3	7	46.7	15	50.0	.133	.715
研修医	7	46.7	8	53.3	15	50.0		

							t	p
小児医療オノマトペ活用評価尺度 $M \pm SD$								
Ⅰ. オノマトペに対する肯定的イメージ	29.4±4.8		30.1±5.2		29.8±4.9		.400	.947
Ⅱ. オノマトペの獲得意識	11.7±1.4		11.8±1.6		11.8±1.5		.120	.754

注) 数値は子どもを基準としたデータであり, 採血実施の医師は重複している. 医師一人当たりの採血人数は1～6名である.

群に有意差はなかった (Table 6-9).

2) 子どもに対する測定項目 (7項目) による比較

7項目測定指標を用いて子どもの反応および行動を評定した一覧表を Table 6-10 に示す.

3) 子どもが示した痛みである主観的評価の比較

Figure 6-6 に示す通り,幼児の主観的評価である FRS は,オノマトペ群

Table 6-10 オノマトペ群と非オノマトペ群における測定指標の平均値 (M),標準偏差 (SD),中央値 (Me) および,t 検定,Mann-Whitney の U 検定の結果

		オノマトペ群 ($n=15$)		非オノマトペ群 ($n=15$)		U	p
		Me		Me			
FRS	5分後	3.0		4.3		164.50	.027*
FLACC	前	5.0		2.0		70.0	.081
	直後	4.0		5.0		136.0	.345
	5分後	0.0		0.0		143.0	.217
情緒スコア	前	1.8		1.7		79.5	.174
	直後	2.0		1.7		122.5	.683
	5分後	0.7		1.2		121.0	.744
協力行動スコア	前	1.8		1.6		84.0	.250
	直後	2.0		1.7		122.5	.683
	5分後	0.7		1.2		121.0	.744
		($n=15$)		($n=15$)		t	p
		M	SD	M	SD		
SpO_2	前	98.3	1.6	98.3	1.7	.000	1.00
	直後	98.9	1.1	97.5	2.9	1.718	.103
	5分後	98.0	1.8	96.7	2.7	1.581	.125
HR	前	120.2	24.4	123.1	19.0	.359	.722
	直後	124.5	33.1	127.6	22.0	.305	.763
	5分後	112.3	25.4	118.1	17.3	.722	.476
反応潜時	5分後	($n=11$)		($n=13$)		1.740	.10
		1.3	0.6	2.8	3.2		

t 検定,Mann-Whitney の U 検定. *$p<.05$

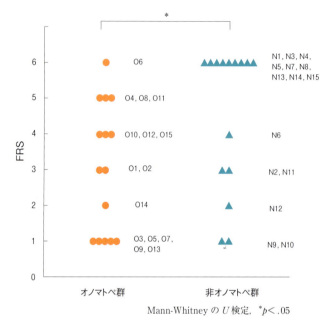

Figure 6-6 オノマトペ群と非オノマトペ群による FRS の比較

注）Figure は，横軸にオノマトペ群と非オノマト群を示し，縦軸は，子どもが示す痛みの尺度である FRS を示す．プロット横の数字は被験者の該当番号を示す．

のほうが，非オノマトペ群に比べ低く，Mann-Whitney の U 検定により有意な差が認められた（$p=.027$）．個々のデータをみてみると，オノマトペ群は，最小値（笑顔）を選択した子どもが多くみられる一方，非オノマトペ群には，最大値（大泣き顔）を選んだ子どもが多かった．

4）観察者による客観的評価の比較

(1) 生理学的評価

① SpO_2（Figure 6-7）

　SpO_2 の測定ポイントの比較では，オノマトペ群と非オノマトペ群のデータ推移に違いが認められた．採血前→採血直後→採血5分後の平均値は，オノマトペ群では98.3%→98.9%→98.0%と推移しており，採血直後に増加し，

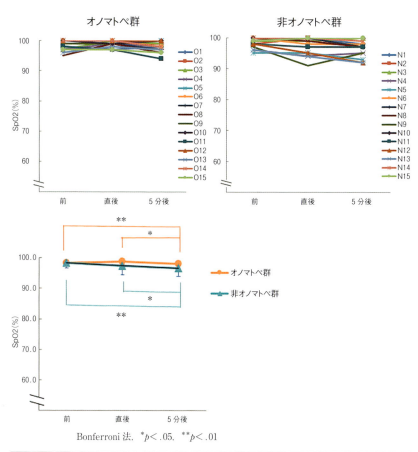

SpO$_2$	オノマトペ群 ($n=15$)		非オノマトペ群 ($n=15$)		t	p
	M	SD	M	SD		
前	98.3	1.6	98.3	1.7	.000	1.00
直後	98.9	1.1	97.5	2.9	1.718	.103
5分後	98.0	1.8	96.7	2.7	1.581	.125

Figure 6-7　オノマトペ群と非オノマトペ群による生理学的評価（SpO$_2$）の比較

注）Figure は，横軸に採血前，採血直後，採血終了後を示し，縦軸は，経皮的動脈血酸素飽和度の SpO$_2$ を示す．上段は対象者個々のデータの推移を示す．中段および下段は，平均値（M）と SD（標準偏差）を示す．

採血5分後に緩やかに下降している．一方，非オノマトペ群では98.3%→97.5%→96.7%と低下し，採血前から採血5分後にかけて2％弱減少している．しかし，各測定ポイントの比較では，オノマトペ群と非オノマトペ群の間に有意な差はなかった．個々のデータをみてみると，オノマトペ群には大きな変化はみられないが，非オノマトペ群のデータのほうにばらつきがみられた．

次に，群×時間要因の対応のある分散分析を行なった．SpO_2に対して，群×時間の交互作用，時間要因の主効果に有意な差が認められた（$F(2, 56)=3.191, p=.049$；$F(2, 56)=5.874, p<.006$）．群の主効果は有意でなかった（$F=1.846, p=.185$）．下位検定をBonferroni法で行った結果，オノマトペ群，非オノマトペ群ともに採血前と採血5分後（$p=.011$），採血直後と採血5分後（$p=.032$）の間に有意な差がみられた．

② HR（Figure 6-8）

HRの測定ポイントの比較では，オノマトペ群と非オノマトペ群のデータ推移は同じ傾向を示した．採血前→採血直後→採血5分後の平均値（回数／分）は，オノマトペ群が120.2回→124.5回→112.3回，非オノマトペ群が123.1回→127.6回→118.1回と変化した．両群とも採血前に比し採血直後にHRが上昇し，採血5分後に速やかに下降する平行な推移であった．

次に，群×時間要因の対応のある分散分析を行なった．HRに対して，時間要因の主効果が有意であった（$F(2, 56)=7.523, p<.002$）．群の主効果および群×時間の交互作用は有意ではなかった（$F=.229, p=.636$；$F=.159, p=.853$）．時間要因の主効果が有意であったため下位検定をBonferroni法で行った結果，採血前と採血5分後（$p=.022$），採血直後と採血5分後（$p=.007$）の間に有意な差がみられた．なお，交互作用はその傾向が見て取れることから，有意水準を10％として再計算するとオノマトペ群に時間要因の主効果が有意であった（$p<.001$）．下位検定をBonferroni法で行った結果，採血前と採血直後（$p=.031$），採血前と採血5分後（$p=.033$），採血直後と採

第 6 章 オノマトペを用いた介入研究　119

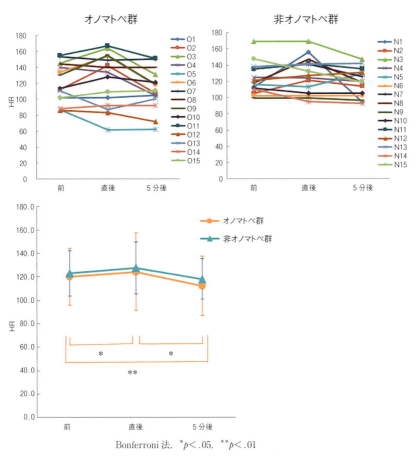

Bonferroni 法．*$p<.05$，**$p<.01$

HR	オノマトペ群 ($n=15$)		非オノマトペ群 ($n=15$)		t	p
	M	SD	M	SD		
前	120.2	24.4	123.1	19.0	.359	.722
直後	124.5	33.1	127.6	22.0	.305	.763
5 分後	112.3	25.4	118.1	17.3	.722	.476

Figure 6-8　オノマトペ群と非オノマトペ群による生理学的評価（HR）の比較

注）Figure は，横軸に採血前，採血直後，採血終了後を示し，縦軸は，心拍数の HR を示す．上段は対象者個々のデータの推移を示す．中段および下段は，平均値（M）と SD（標準偏差）を示す．

血5分後（$p=.001$）の間に有意な差がみられた．つまり，オノマトペ群においては，HR が下がる傾向があるが，非オノマトペ群ではそのような傾向がみられなかった．

(2) 行動学的評価

① FLACC（Figure 6-9）

FLACC の比較では，オノマトペ群と非オノマトペ群のデータ推移に違いが認められた．

平均値の推移では，採血前，非オノマトペ群に比べて高値を示したオノマトペ群が，採血直後，採血5分後に進むに従い低下している．一方，非オノマトペ群は，採血前の低値に比べて，採血直後に大きく増加した．

個々のデータでも，その傾向がみられている．しかし，FLACC の各測定ポイントの比較では，Mann-Whitney の U 検定を行った結果，オノマトペ群と非オノマトペ群の間に有意な差はみられなかった．

FLACC に対して，Friedman の検定を行ったところ，オノマトペ群，非オノマトペ群ともに有意差があった（$F=23.52$, $p<.01$；$F=17.59$, $p<.01$）．Bonferroni の補正を加味し Wilcoxon の符号付順位検定を実施した結果，オノマトペ群では，採血前と採血5分後（$p<.001$），採血直後と採血5分後（$p=.019$）に有意な差が認められた．また，非オノマトペ群では，採血直後と採血5分後（$p=.002$）に有意な差が認められた．

② 情緒スコア（Figure 6-10）

情緒スコアの測定ポイントの比較では，個々のデータに特徴的な変化はみられないが，各得点（1点：不安なし，3点：軽度の不安，5点：極度の興奮）の割合をみると，オノマトペ群と非オノマトペ群に違いが認められた．オノマトペ群は，採血前，非オノマトペ群に比べて1点（不安なし）を示した割合が少なかったが，採血直後，採血5分後に向かい，不安が弱くなり，採血終了5分後には，1点（不安なし）が9割弱を占めた．一方，非オノマトペ群は，採血前に比し，採血直後には，軽度の不安（3点），極度の興奮（5点）

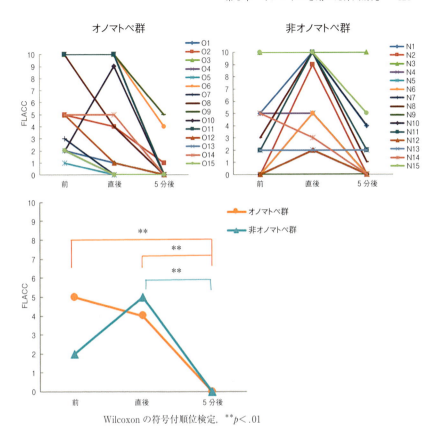

Figure 6-9　オノマトペ群と非オノマトペ群による FLACC の比較

注）Figure は，横軸に採血前，採血直後，採血終了後を示し，縦軸は子どもの痛みを表す FLACC を示す．上段は対象者個々のデータの推移を示す．下段は，中央値の推移を表す．

の割合が増加していた．情緒スコアに対して，Friedman の検定を行ったところ，オノマトペ群，非オノマトペ群ともに有意差があった（$F = 14.53$, $p = .001$；$F = 12.64$, $p = .002$）．Bonferroni の補正を加味し Wilcoxon の符号付順位検定を実施した結果，オノマトペ群では，採血前と採血 5 分後（$p = .014$）に有意な差が認められた．また，非オノマトペ群では，採血直後と

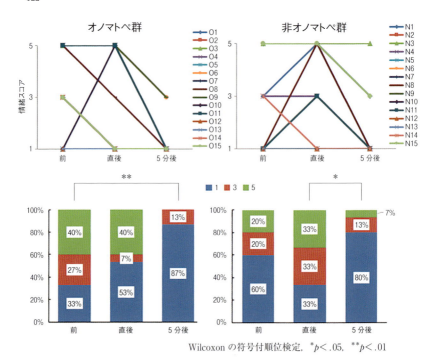

Figure 6-10 オノマトペ群と非オノマトペ群による情緒スコアの比較

注）Figure は，横軸に採血前，採血直後，採血終了後を示し，縦軸は情緒スコアを示す．上段は対象者個々のデータの推移を示す．下段は，各得点（1点・3点・5点）の割合を表す．

採血5分後（$p = .032$）に有意な差が認められた．

③ 協力行動スコア（Figure 6-11）

協力行動測定スコアの測定ポイントの比較では，情緒スコアと同様，個々のデータに特徴的な変化はみられないが，各得点（1点：協力的態度，3点：軽度の抵抗，5点：極度の抵抗）の割合をみると，オノマトペ群と非オノマトペ群に違いが認められた．オノマトペ群のほうは，採血前，非オノマトペ群に比べて1点（協力的態度）を示した割合が少なく，5点（極度の抵抗）が4割を占めたが，採血直後，採血5分後に向かい，協力的態度が増加し，採血

第6章 オノマトペを用いた介入研究　123

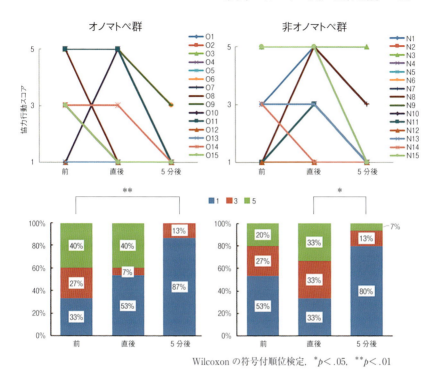

Figure 6-11 オノマトペ群と非オノマトペ群による協力行動スコアの比較

注）Figure は，横軸に採血前，採血直後，採血終了後を示し，縦軸は協力行動スコアを示す．上段は対象者個々のデータの推移を示す．下段は，各得点（1点・3点・5点）の割合を表す．

終了5分後には，1点（協力的態度）が9割弱を占めた．一方，非オノマトペ群は，採血前に比し，採血直後には，軽度の抵抗（3点），極度の抵抗（5点）の割合が増加していた．

協力行動スコアに対して，Friedman の検定を行ったところ，オノマトペ群，非オノマトペ群ともに有意差があった（$F=14.36, p=.001 ; F=11.44, p=.003$）．Bonferroni の補正を加味し Wilcoxon の符号付順位検定を実施した結果，オノマトペ群では，採血前と採血5分後（$p=.019$）に有意な差が認め

Table 6-11　オノマトペ群と非オノマトペ群による反応潜時の比較

反応潜時（秒）	オノマトペ群（$n=11$）		非オノマトペ群（$n=13$）		t	p
	M	SD	M	SD		
	3.1	1.8	4.5	2.0	1.740	.10

られた．また，非オノマトペ群では，採血直後と採血5分後（$p=.041$）に有意な差が認められた．

④　反応潜時（Table 6-11）

　反応潜時は，採血実施者が子どもに対して手を伸ばすよう求めてから，子ども自身が手を伸ばすまでの時間を測定している．Table 6-11は，手を伸ばすことを拒否した子どもを除いたデータを示した．子どもが手を伸ばすことを拒否した時は，採血実施者である医師は30秒程度待ち，それでも拒否し続けた場合，直接子どもの手を取り伸ばして採血が行われた．

　両群の教示は，オノマトペ群「おてて、ピーンしてくれる？」，非オノマトペ群「手を伸ばしてくれる？」であった．教示後，手を伸ばすことができなかった子どもは，オノマトペ群4名（O3, O4, O6, O9），非オノマトペ群2名（N7, N15）であり，泣き叫ぶなど極度に抵抗を示した子どもたちである．除外されたデータ数でt検定にて比較した結果，子どもの反応潜時はオノマトペ群のほうが低かったが，有意の傾向性が若干みられた（$p=.10$）．

5）FRSと子どもの年齢，性別，採血経験回数，および観察された情報（Table 6-12）

　初めて採血を経験する子どもは，オノマトペ群2名，非オノマトペ群6名であった．また，泣き叫ぶなど極度の抵抗を示した子どもは，オノマトペ群7名（FRS：1点が3名，3点が1名，5点が3名），非オノマトペ群に3名（FRS：6点が3名）みられた．以下に，各群にみられた内容を詳細に記す（網かけは被験児の該当番号を示す）．

(1)　オノマトペ群について

FRS：最小値の笑顔1点を選択した子どもは5名いた．3歳男児1名（O9：採血経験1回）は，説明前から緊張した表情がみられ，実施前から「ヤダーヤダー，ヤメテーヤメテー」と泣き叫ぶ状態が続いた．しかし採血終了5分後，最小値の笑顔を直ちに選択した．研究者がその理由を尋ねると「泣いたけど泣き止んだから．がんばったからこの顔！」と答えた．3歳女児（O3：採血経験3回以上）は，説明前から啼泣し激しく抵抗したが，採血終了5分後に落ち着いた表情を示した．最小値の笑顔を選んだ理由を答えなかった．5歳男児（O13：採血経験3回以上）は，説明を受けた後，協力的な行動がみられた．通院歴が長い6歳女児（O5：採血経験3回以上）は，採血中も冷静な表情をみせ，採血後「全然痛くなかった！」と答え，穏やかな顔で最小値の笑顔を選んだ．3歳男児（O7：採血経験なし）は説明を受けた後，採血実施中も「仮面ライダーとトッキュウジャー好き」と話し終始落ち着いた態度を示した．

FRS：普通顔2点を選択した4歳女児（O14：採血経験3回以上）は，淡々と採血を受けていた．

FRS：少し曇り顔3点を選択した4歳男児（O1：採血経験1回）は，説明を受けて落ち着いた表情を見せた．4歳女児（O2：採血経験2回）は，説明後自ら手を伸ばしたが，直ぐに抵抗を示した．採血後は落ち着いた表情を見せた．母親の記述に「注射が何よりも苦手です」があった．

FRS：曇り顔4点を選択した3名は，4歳女児（O10：採血経験1回），6歳男児（O12：採血経験2回），5歳男児（O15：採血経験1回）であった．

FRS：泣き顔5点を選択した3名は，5歳男児（O4：採血経験3回以上），3歳女児（O8：採血経験1回）であった．採血経験がない子どもの2人のうちのひとりである5歳男児（O11：採血経験なし）は，説明前から強く啼泣し抵抗した．採血終了後，速やかに5点の顔を選択した．

FRS最大値の大泣き顔6点をつけた4歳男児（O6：採血経験1回）は，処置室に入室直後にスピッツ（真空採血管）を見つけて泣き始め「イヤー，イ

Table 6-12　オノマトペ群と非オノマトペ群

FRS		年齢性別	採血経験回数	情　報
		オノマトペ群		
☺	1点	3歳男：O7	なし	母親付添い，夜間救急外来受診，高熱，右頸部腫れ，腹痛，中待室で嘔吐．採血中「仮面ライダーとトッキュージャー好き」と話す．
		3歳男：O9	1回	母親付添い，妹を抱っこ，電車が好き，先にエコー実施時点で泣き頭叫ぶ「ヤダーヤダーヤメテー」看護師2名で対応した．終了後，迷わず笑顔を選択．理由を尋ねると「泣いたけど泣き止んだから．がんばったから，このお顔！」と答えた．
		5歳男：O13	3回以上	採血後点滴留置，咽頭培養，母親付き添い，泣かない．
		3歳女：O3	3回以上	採血後点滴留置，吸入，母親付き添い，待合室で寝たまま処置室に入室，泣いて暴れる．
		6歳女：O5	3回以上	母親と妹と来院，神経外来の予約診察，キティちゃん，プリキュア好き．「全然痛くなかったー」と笑顔で答える．
☺	2点	4歳女：O14	3回以上	父親付添い「感受性が高い子」(父弁)
☺	3点	4歳男：O1	1回	母親付添い，発熱と咳が続いている．
		4歳男：O2	2回	父母付添い，拒否反応有「注射が何よりも苦手です」(母記述)
☹	4点	4歳女：O10	1回	母親付添い，1週間発熱が続いている．
		6歳男：O12	2回	弟と共に受診．
		5歳男：O15	1回	母親付添い，インフルエンザA型，一時解熱したが再燃，咳有
☹	5点	3歳女：O8	1回	母親付添い，「ママー，ママー」と泣き叫んでいる．
		5歳男：O11	なし	祖母付添い，採血前，暴れて抵抗が激しい．
		5歳男：O4	3回以上	母親付添い，米国より帰国，泣き叫んでいる．
😭	6点	4歳男：O6	1回	母親付添い，2日前より左膝に痛みあり，小児科受診後，整形外科診察．処置室に入り，スピッツを見るなり大泣き始めた．「イヤーイヤー，痛いー，ヤメテー」何もしないうちから泣き叫ぶ．語りかけても耳に届かない様子．抱っこしてベッド上に横になってもらう．シマジローの人形を抱える．かなり激しく抵抗，暴れる「今月，予防接種（インフルエンザ）時に大泣きして暴れて大変だった」(母記述)．

によるFRSと採血経験回数,観察された情報

年齢性別	採血経験回数	情報
	非オノマトペ群	
4歳男:N9	3回以上	母親と祖母の付添い,予定採血.10時より脳波検査予定.
5歳女:N10	3回以上	母親付添い,「バレエは先生が嫌いで辞めた.ピアノは大好き」母親:○○病を心配していたが,結果は問題なし.
4歳男:N12	1回	祖父付添い.
3歳男:N2	なし	父親付添い
4歳女:N11	3回以上	母親付添い,「最初泣いたけどあと泣かなかった」本人弁
3歳男:N6	1回	母親付添い,妹一緒に来院.笑顔が多く元気いっぱい.
3歳男:N1	なし	母親付き添い
3歳男:N13	1回	母親付添い,抱っこ紐で来院.採血後,点滴,咽頭培養,吸入,レントゲン,吸入(2回目).FRSは顔を1つ1つ母親が尋ねていくとハッキリと一番痛かった顔を選ぶ.
4歳男:N7	3回以上	処置室に入るなり泣き続け叫んでいる「注射イヤーイヤー」終了後ご褒美シールも要らないという.「トッキュウジャーが好き.」
4歳男:N14	なし	母親付添い.
5歳男:N4	なし	採血後点滴留置,咽頭培養,母親付き添い,予防接種も泣かないことが多い(母弁).
3歳女:N3	なし	母親付き添い,全身発疹,顔面水泡,眼脂あり.鼻上びらん,泣き叫んでいる.
3歳女:N8	なし	母親付添い,イクラで目瞼の腫脹,発赤あり.今日は問題ない.卵と牛乳は嫌い.
4歳女:N5	1回	母親付添い,診察室で実施.採血後,咽頭,鼻腔培養施行.
4歳女:N15	1回	母親付添い,兄と一緒に受診,「ママーママー」と泣き叫ぶ.

タイー、ヤメテー」と絶叫した．医師が声をかけても耳に届かない様子であったため，看護師に抱き上られ処置台に誘導された．採血終了5分後も緊張した硬い表情を示した．母親の記述に「今月予防接種（インフルエンザ）時に大泣きして暴れて大変だった」があった．

(2) 非オノマトペ群について

FRS最大値の大泣き顔6点をつけた子どもは9名（実際に啼泣行動を示したのは3名）であり，そのうち採血経験がなかった6名中5名がこの大泣き顔を選んだ．

3歳女児（N3：採血経験なし）は，相手の声が届かないほど泣き叫び，採血終了5分後母親が抱っこしても泣き止まなかった．4歳男児（N7：採血経験3回以上：7〜8回）は，処置室に入った途端「注射イヤー」と泣き続け，採血終了5分後も緊張した表情がみられた．4歳女児（N15：採血経験1回）は「ママー、ママー、注射イヤー」と泣き叫び，終了後も緊張が続いた．採血経験がなかった4名（3歳男児：N1，5歳男児：N4，3歳女児：N8，4男児：N14），および，採血経験回数1回の2名（3歳男児：N13，4歳女児：N5）には，実施中抵抗するような行動はなかったが，採血終了後にFRSを尋ねると，迷うことなく最大値の大泣き顔を選んだ．

FRS：普通顔2点を選択した4歳女児（N12：採血経験1回）は，説明を受ける前から表情の変化はなく落ち着いた対処行動であった．

FRS：少し曇り顔3点を選択した子どもは2名であった．採血経験がない幼児のうち，ひとりだけ最大値の大泣き顔を選択しなかった3歳女児（N2）は，実施中緊張した様子がみられた．4歳女児（N11：採血経験3回以上）は，途中緊張した表情を見せたが，採血終了後，少し曇り顔を選択した理由として「最初泣いたけど、あと泣かなかった」と答えた．

FRS：曇り顔4点を選択した3歳男児（N6：採血経験1回）は，説明前から笑顔で元気がみられた．採血中の対処行動に大きな変動はみられなかった．

FRS：泣き顔5点を選択した子どもはいなかった．

FRS：最小値の笑顔1点をつけた子どもは，4歳男児（N9：採血経験3回以上；4～5回）と5歳女児（N10：採血経験3回以上）の2名であり，説明前から非常にリラックスした表情と態度を示していた．

6）子どもが示した痛みの主観的評価と各測定指標との相関関係（Table 6-13）

オノマトペ群において，FRSと各測定指標と有意な相関がみられなかった．

非オノマトペ群では，オノマトペ群とは異なり，FRSとFLACCの採血前，採血直後，採血終了5分後との間，FRSと情緒スコアの採血直後との間，FRSと協力行動スコアの採血直後との間に有意な相関関係が認められた（$p < .05$）．

第4節　考察

まず，採血を受ける幼児に対するオノマトペの介入効果を，仮説に沿って考察する．次に，介入研究に関する問題点を考察する．

1．オノマトペによる介入の効果

1）幼児の苦痛へ与える影響

幼児の苦痛を測定する，FRSの結果では，オノマトペ群の子どもの示した痛みが非オノマトペ群と比較して有意に低いことが示された．

Table 6-13　オノマトペ群，非オノマトペ群のFRSと各測定指標との相関関係

FRSとの相関係数	SpO₂			HR			FLACC			情緒スコア			協力行動スコア		
	前	直後	5分後	前	直後	5分後	前	直後	5分後	前	直後	5分後	前	直後	5分後
オノマトペ群 (n=15)	−.039	−.135	−.337	.203	.178	.203	.406	.387	.035	.348	.621*	.093	.348	.700**	.093
非オノマトペ群 (n=15)	.512	.432	.180	.512	.432	.180	.743**	.518*	.520*	.621*	.577*	.390	.700**	.684**	.390

Spearmanの順位相関係数．$*p < .05$，$**p < .01$

両群の背景をみると，非オノマトペ群に初めて採血を受ける子どもが6名おり，そのうち5名が大泣き顔を選択していたことから採血経験回数による影響ではないかと思われた．先行研究（Guducu, Celebiogulu, & Kucukoglu, 2009）では，過去の採血経験が1～3回だと恐怖心が強く4回以上はあまりないという指摘があったが，今回の場合，対象者全員が予防接種の経験を持っていた．採血経験がなくても注射針を刺入する経験を有しており，採血に入る前に子どもはその違い（採血と注射）を理解できる状況にないことから採血回数（0～3回以上）は影響しないと考えられる．また，評定者による子どもの痛みの行動評価である，FLACC，および評定者の観察情報からオノマトペ群のほうに緊張のみられる子どもが多いことが示された．このように，拒否的反応を示した子どもが多かったオノマトペ群のほうが痛みの低減がされたことから介入の効果と考えられた．ベースラインの差異が結果に及ぼした影響は否定できないが，それぞれの子どもにその効果がみられており，本結果は筆者を含む多くの看護師の臨床での経験とも合致する．

　個々の子どもに注目すると，オノマトペ群に採血実施前から実施中にかけて極度の興奮がみられたにもかかわらず，終了後，笑顔のイラストを選択した子どもがいた．本児の「泣いたけど、がんばった」という自分を認める発言から子どもなりに採血体験をポジティブに受け止めていることがわかった．吉田・楢木野（2012）は，点滴・採血を受ける幼児後期の子どもの【頑張れた自己の認識】に至る過程から子どもの自己調整機能の存在を説明している．子どもが自分の体験を肯定的に受け止めることができれば，次の処置場面での主体的な対処行動が期待できる．オノマトペを用いたことばかけが子ども自身の頑張りを促し，自己調整機能を発揮することに繋がるとすればその有用性は高い．子どもの主観評価において有意差が認められたFRSと各測定指標との相関関係では，非オノマトペ群のFLACC，情緒スコア，協力行動スコアとの間に高い相関関係がいくつか確認された．オノマトペ群では，FRSとこれらの客観的評価が異なる傾向を示しており，FRSは他の行動評

定よりも子どもの苦痛の本質を正確に表わしていたことが考えられる．生理的指標である SpO_2 の結果では，非オノマトペ群により苦痛を示す結果である2％弱の低下が認められたが有意差はみられなかった．しかしHRの結果では，オノマトペ群にHRが下がる傾向がみられ，非オノマトペ群にはそのような傾向がみられなかったことからオノマトペによる介入効果の可能性として考えることができる．これらの結果を総合するとオノマトペの説明マニュアルを用いることによって幼児の苦痛が軽減する，という仮説1は支持されたと言える．

2）幼児の協力行動へ与える影響

　幼児の協力行動を測定する，協力行動スコアではベースラインの時点でオノマトペ群のほうが非オノマトペ群に比べて抵抗を示す子どもが多かったが，採血直後，採血5分後へと協力的態度の割合が増加していた．一方，非オノマトペ群は，採血前に比べて採血直後に抵抗する割合が増加していたことから介入の効果と考えられた．採血直後は抜針した穿刺部を強く圧迫し止血を行っており，処置の痛みが続いている段階である．両群とも極度に興奮した割合が比較的高いことから穿刺時の痛みに関連して子どもの協力的行動が低下したと考えられる．採血直後の結果では，協力的態度を示す子どもの割合が非オノマトペの33％に対してオノマトペ群は53％と多く，介入の有効性が示唆された．しかし，ベースライン時点での差異が結果に与える影響も考えられる．また，幼児の行動の強さを評定する，反応潜時では，オノマトペ群が手を伸ばすまでの時間が短いことから介入効果と考えられるが，手を伸ばすことを拒否した子どもを除外した結果であるため解釈には慎重を要する．先行研究（佐藤，塩飽，2007）では，プレパレーションの効果として子どもが示した主観的痛みは弱まったが，痛みに対する行動に変化はなかったとしており，本結果を一部支持するものである．したがって，オノマトペの説明マニュアルを用いることによって幼児の協力行動が高まる，という仮説2は必ずしも支持されたとは言えないが，有益な情報を提供してくれたと考える．

3）幼児の情動へ与える影響

　幼児の情動を測定する，情緒スコアではベースラインの時点でオノマトペ群が非オノマトペ群に比べて不安を示す子どもが多かったが，採血直後，採血5分後に向かい有意に不安の割合の低下がみられ，採血終了5分後には不安なしの割合が9割弱を占めた．一方，非オノマトペ群は採血前に比べて採血直後に軽度の不安と極度の興奮の割合が増加しており，不安の低下は認められない．不安や恐れの指標としても使用できる（Babel, et al., 2012），FLACCの結果をみると，ベースラインで不安や恐れが強い子どもが多かったオノマトペ群が採血直後から不安が低減されている．また，オノマトペ群において採血前と採血終了5分後に有意に情動が安定していることから介入の効果が示唆された．しかしながら，協力行動スコアの採血前に両群の差異が認められることから，情緒スコアと同様，解釈には慎重を要する．

　両群に共通する多くの子どもは，採血実施中，啼泣しても採血が終わると落ち着いた表情を見せた．しかし，オノマトペ群にみられた子どもの中に聴く耳を持たないほど興奮し採血終了後もすすり泣きと不安定な情動が続いた子どもがいた．母親の記述から「今月、予防接種をして大泣きして暴れた大変だった」と1ヶ月以内の恐怖体験が記されており，この理由が大きいことが推察された．本児のように，医療従事者の声が耳に届かないほど抵抗を示す子どもに対してオノマトペの介入のみでは難しいことが考えられた．今後，ベースライン時点で心理的混乱の激しい子どもを除き，対象者数を増やすことでより安定した結果が得られる可能性が予測される．以上のことから，オノマトペの説明マニュアルを用いることによって幼児の情動が安定する，という仮説3は必ずしも支持されたとは言えないが有益な情報を提供してくれたと考える．

3. 介入研究に関する問題点

　第一に，対象者の選定にかかわる問題である．実験環境は臨床現場であり

両群の条件を厳密に統制することは非常に困難であった．当該病院の小児科外来では，受診当日の子どもの病状から医師の判断により採血が行われた．研究者は，採血の指示が出された幼児を順番に振り分ける無作為化比較試験であり，事前に両群の条件を完全に均一化することは不可能であった．それは例えば，FLACCでの採血前（ベースライン）の差にみられる．また，子どもがこれまでの医療処置でオノマトペを用いたことばかけを受けていた場合，それが影響した可能性が考えられる．さらに，子ども自身が持つ気質の存在が指摘される．気質的特徴の気難しい子どもほど苦痛行動を示す報告がある（Lee & White-Traut, 1996；中村，兼松，小川，1993）ことから，今後，保護者への聞き取り調査，子どもの気質や性格に関する質問紙調査など併せて実施していく必要がある．対象者数の問題も挙げられる．効果量から判断すると両群合わせて40例以上が望ましい．しかし，臨床現場での確保は難しく継続的な課題と言える．対象年齢については，先行研究に準じ3〜6歳としたが，2歳児の理解度と持てる力（小笠原 楢木野，2013）を考慮すると，今後対象年齢を広げて検討する必要がある．これにより，対象者数の増加も期待できる．

　第二に，測定の問題である．生理学的指標としたパルスオキシメータの問題が指摘される．SpO_2は，体動や外界光の影響など条件によって正確な測定や数値予測ができないという欠点があり，HRも同様の誤差が指摘される（松井，2011）．そこでは，HRが測定される動脈血の脈波成分について，光の成分の1〜5％とされ，小児では低値となることがあると説明されている．このような測定値の変動による誤差の原因を除去するためには，データを連続的に記録できる機器を使用するなど対策が求められる．今回は，測定ポイントを3回（採血前，採血直後，採血終了5分後）に限定し設定したが，今後，採血実施前から実施後にかけて連続したデータを記録し，平均値を算出していく方法も検討する必要がある．また，客観的指標である，子どもの行動評定では，評定者が研究者であったことから，観察者バイアスの存在が指摘さ

れる．これは，観察者が見出すことを期待している行動を強調しすぎて，それ以外の行動に気づかないという測定における誤差を指す．今回は，事前準備として予備調査と本調査を加えて9例について2名で判定し評定者間の一致率を経ていることから，一定の手続きを踏み実施されたと評価できる．しかし，さらに評定の信頼性を高めるためには，研究者とは異なる評定者を設定することが必要である．加えて，評価の妥当性，信頼性を確保するためには複数名での判定が望ましいと言えよう．

　第三に，対照群として用意した，非オノマトペ群の教示文の問題である．オノマトペ群の「チックン」の対比として使用した「針を刺す」という表現は子どもにとって，より恐怖をイメージさせる刺激的表現である可能性を否定できない．この場合，ことばの持つ感情価の統制への配慮が必要であったと考える．本問題を解決するためには，「血」「針」「刺す」というネガティブな感情価を伴う表現が幼児にどのような影響を与えるのか，また，「チックン」が子どもに与える感情価の程度を予備調査で検討し実験に臨むことが求められる．しかしながら，採血場面での幼児への説明において，成人語とオノマトペの間に中立のニュートラルなことばは見当たらず，検討された教示文は，医療現場で実際に使用されていることばであることに間違いない．今回の場合，むしろオノマトペを使用しなければ，このような成人語を使わざるを得ない状況が考えられ，間接的でありながらオノマトペの有益性を示唆しているものと受け取ることができる．

第7章　総合的考察

第1節　本論文のまとめ

　本論文は，オノマトペを用いたプレパレーションを実施し，医療処置を受ける幼児に与える影響を明らかにすることを目的に，医療処置場面で使用されているオノマトペを調査し，採血を受ける幼児への説明マニュアルを作成し，その効果を検証した．本論文で明らかとなったことを，章の流れに沿ってまとめる．

　第2章では，医療処置を受ける子どもにかかわる看護師の発話を調査し，特徴的なオノマトペの出現を確認した．先行文献（藤野，2012；田守，スコウラップ，2011；吉村，関口，2006）の検討から，オノマトペが，状況喚起力，身体性，心情融和性を持つ有用なことばである可能性を考察した．また，看護師の発話から抽出されたオノマトペは〔動作〕を利用した働きかけが多いことが示され，それは，保育現場で子どもの動きを促進する保育者の効果的なかかわり（近藤，渡辺，2008）と一致するものであった．看護師は，医療処置に向かう幼児の行動を的確に促すためにオノマトペを効果的に使用していると推察された．

　第3章では，小児病棟の看護師以外でオノマトペの出現がみられるのかどうかについて看護学生を対象に検討した．その結果，小児病棟実習後の看護学生のことばに看護師と同様，特徴的なオノマトペの出現が明らかとなり，研究1を支持する結果を得られた．

　第4章では，第2章，第3章で抽出された共通のオノマトペを手がかりに，採血を受ける幼児へ説明することばについて，医師・看護師を対象に全国調

査を行った．その結果，採血手順の説明ではオノマトペの使用頻度が高く，また，全国的に統一性のあるオノマトペが使用されていることが明らかとなった．採血場面で使用されているオノマトペに，ほとんど地域差がみられないことから，採血を受ける幼児へのオノマトペの標準的説明マニュアルが作成された．また，オノマトペ使用に対する意見を自由記述で求めた結果，「理解しやすい」「安心できる」など，肯定的なイメージで受け止められていることが示された．しかし一方で，「正しい言葉ではない」「親が幼稚な言葉を不快に感じるかもしれない」など，否定的意見も一部みられた．オノマトペを使用することで子どもにマイナスの影響を与えるかもしれないという思いが医療従事者にあるとすれば，積極的な使用を控えかねないことから，その有効性を立証する重要性があらためて示唆された．

第5章では，オノマトペに対する医療従事者のイメージを測定する「小児医療オノマトペ活用評価尺度」を作成した．本尺度は，オノマトペに対する肯定的イメージ因子とオノマトペの獲得意識の2因子構造であり，全16項目で構成され，臨床現場で簡便に利用できるものである．本尺度を用いてオノマトペ使用に対するイメージを評価できることで，前述のようなマイナスイメージを持つ医療従事者への教育的な取り組みなど，今後，オノマトペの実践的普及へ向けて活用できることが期待された．

第6章では，採血を受ける幼児を対象に，オノマトペの標準的説明マニュアルを用いたプレパレーションを試み，介入効果を実験的に検証した．その結果，オノマトペを用いた説明をすることで，幼児の苦痛が低減することが明らかとなり，介入の有効性が実証された．一方で，幼児の情動や協力行動に与える影響では，必ずしも痛みの低減と連動するとは限らなかった．本結果は，子どもが示した主観的痛みは弱まったが，痛みに対する行動に変化はなかったという先行研究における結論（佐藤，塩飽，2007）と符合する．

採血実施前から実施中にかけて極度の興奮がみられた子どもの発言に「泣いたけど、がんばった」と，採血体験をポジティブに受け止める姿がみられ

た．このように，必要な医療処置を「がんばれた」という達成感や満足感は子ども自身の回復力に繋がることが考えられる．

プレパレーションの基本概念（Thompson & Stanford, 2003）には，子どもの情緒的表出を後押しするという目的がある．子どもが医療処置を受けるとき，泣かないことが必ずしも望ましいこととは限らない．子どもは，つらい医療処置を目前にして泣くことによって折り合いをつけることもあるだろう．大切なのは，医療処置を終えた後に残る子どもの思いや感情を捉えることではないかと考える．研究5の特筆すべき結果は，子どもにとって，「痛くなかった」と思える医療処置は子ども自身が「がんばった」と思えることと関連があるかもしれないという点である．オノマトペを用いることで，このような子どもの対処行動が高められたとすれば，その有用性は高い．オノマトペを用いた説明が，吉田，楢木野（2012）による幼児後期の【自己調整機能】を支援するかかわりとなり，採血に向かう子どもの努力を意図的に支援することに繋がることが考えられ，その効用は高いと言えよう．

第2節　オノマトペの説明マニュアルの適用

オノマトペ説明マニュアルは，看護師へのインタビュー調査，看護学生への質問紙調査，医師，看護師への全国調査をもとに必要なオノマトペを選択し，介入研究用に作成されたものである．採血手順に沿ったオノマトペを用いた説明は，子どもにとって，わかりやすく，状況喚起力，身体性，心情融和性を持つ表現という特徴がある．オノマトペの説明マニュアルの妥当性については，幼児を対象とした介入実験において検討された．オノマトペの有効性が明らかとなったことで，初めて臨床現場で根拠を持ち利用することが可能となったと言える．具体的な説明マニュアルにより，誰にでも，簡単に，的確に，事前準備することなく，小児医療現場で容易にプレパレーションを実施することが可能となる．標準的なオノマトペ説明マニュアルの作成は，

小児医療における重要な貢献と考えられる．以下に，今後，オノマトペの説明マニュアルの実用化に向けたプロセスに必要な方略を考える．

　第一に，対象年齢について，先行研究を参考に3～6歳としたが適用範囲を再検討する必要性が示唆された．研究3では，2歳頃からみられる多語文の時期を下限に就学年齢以下を強調し幼児後期における5歳を上限に調査を行った．2歳児の理解度と持てる力（小笠原 楢木野，2013）を考慮すると，対象年齢の下限の拡大が可能である．また，一般的に就学年齢以降の子どもには成人語で対応することが多いことから，上限の年齢設定の検討も考えられる．本論文は，医療処置を受ける子どもに説明することばをすべてオノマトペに換言することを推奨するものではない．子どもの発達段階に考慮した実践可能な説明方法の工夫（橘，宮城，2014）が重要であり，オノマトペの適用は発達年齢に応じて効果的に使用することが望ましいと考える．子どもの年齢，オノマトペの種類，オノマトペと成人語の比率など，オノマトペの説明マニュアルを検討する上で重要な課題がある．また，オノマトペが子どもの対処行動へ与える効果を検証するために，同一被験児への介入研究も考えられる．

　第二に，オノマトペを用いて説明する際の言語的・非言語的行動について，医療従事者の声の調子，リズム，間の取り方，笑顔や仕草など，少なからず子どもに影響を与えるであろう要素が挙げられる．オノマトペは，それを使うことで子どもが安心できるような表情や雰囲気を醸し出し，親和性や親近感をもたらすような付加的要素があるのかもしれない．オノマトペを使うことによって，子どもとのコミュニケーションに必要な技術が醸成される可能性が考えられる．小児科における有能な看護師の中には，現場での経験を通じて，あるいは一種の才能としてこのような技術を既に獲得している者がいることも確かであり，研究5に類する実証研究によって，そのような技術の本質が明らかになり医療従事者の間で共有化されることが望まれる．

　第三に，医療現場で利用するために必要な媒体である．医療従事者にとっ

て，臨床現場で扱いやすく，簡単に活用できるリーフレットやパンフレットが考えられる．それはまた，実施する医療従事者ばかりでなく，対象である子どもと共有することで子ども自身の理解に繋がる．視覚教材としては，子どもの興味関心を引き，わかりやすい文字の大きさ，絵やイラストの挿入など，創意工夫が必要である．以上のような課題を検討していくことで，今後，臨床現場で活用される有益なオノマトペ説明マニュアルが提案できると考える．

第3節　臨床的応用への提言

　オノマトペの説明マニュアルは，採血を受ける幼児の苦痛を緩和することを目的として作成された．これは，これから行われる採血について子どもに理解してもらうことを前提にしたものである．これまで着手されてこなかったオノマトペに視点を置き，臨床における実験的研究を試み，その有用性が確認されたことは小児医療における新たな成果である．

　本論文での研究3の調査結果の一部にみられたように，オノマトペは幼稚なことばであり，正しい表現ではないのではないか．また，医療現場では子どもに対して説明を行うことでかえって子どもに緊張や不安をもたらすのではないか，といったオノマトペに対する否定的なイメージから使用を躊躇する医療従事者の声が聞かれる．オノマトペは正確でありながらも子どもに過剰な不安や恐怖を生じさせない的確な表現であり，このような医療現場の懸念にも応えられる知見を提供してくれるものである．これまで，人形や絵本などのツールがなければプレパレーションができないという認識を持つ医療従事者にとって，オノマトペを用いた説明という簡単な方法で，プレパレーションの実施が可能となる．加えて，プレパレーションの実施を困難にしていた，時間と人員確保の問題，知識と方法の習得に対してもオノマトペを利用することで応えることができる．オノマトペの説明マニュアルがあれば，

誰でも，容易に，必要時すぐに，プレパレーションを実施することができる．それは例えば，経験値の低いスタッフであっても熟練したスタッフと同様の技術提供を可能とする．また，利用できる場所は，研究5において検証した病院の外来に限らず，長期的に治療を要する入院児への活用も期待される．幼児後期特有の「病院へ行くのは自分が悪いことをした罰」という誤解（Piajet, 2007）は，慢性疾患を持つ子どもにその傾向が強く，自己肯定感や自尊感情が低下しがちになると指摘されている（Rape & Bush, 1994; 田中, 2014）．入院児は，治療経過の中で侵襲度も異なる検査や処置を継続的に受けている．オノマトペを用いた介入は，外来受診場面の一回性の処置以外にも，継続的な治療を要する子どもの多回性の治療場面でも利用できる幅を有する．本論文での研究1・2で調査した，採血場面以外の医療処置については，作成に向けた取り組みが早急に望まれる．

　さらに，このようなオノマトペの説明マニュアルは，小児医療を超えた心理臨床での幼児へのカウンセリングでの利用など，幅広い分野での活用可能性を有していると考えられる．小児医療における新人看護師や初学者の看護学生の幼児とのコミュニケーション能力の向上に繋がるとともに広く全般的に医療従事者に適用されることで，幼児に対する共通表現として利用でき，幼児とその家族とのコミュニケーションによる医療行為の理解促進にも有用となる．オノマトペの活用は，1つの有効な社会資源として応用可能性は幅広く，今後の医療および看護領域で大きな貢献が期待できよう．

第4節　今後の課題

　本論文では，医療処置を受ける幼児に多用されているオノマトペに着目し，臨床現場でのオノマトペの調査から，幼児用の標準的説明マニュアルを作成し，その効果について検討した．その結果，オノマトペを用いて説明をすることで幼児の苦痛の低減に繋がることが明らかとなった．子ども自身の対処

行動を高めるオノマトペの効用が確認され，本研究で用いられた方法論に対する有効性は証明されたが，ここでは今後の課題について言及する．

　まず，オノマトペの標準的説明マニュアルを，広く，臨床的に適用するためには，介入研究の結果から得られた精度の低さ，曖昧な点を改善した上で追試となる介入実験が必要である．また，介入時期の適切性の課題として，採血実施が決定された後，どの段階で子どもに説明することが妥当なのかについて検討することが必須である．次に，オノマトペの持つ音象徴性と地域性では，全国調査の結果から音象徴と地域社会の中で生きていることばとの関連性が考えられた．本方法論を一般化するためには，東日本とは異なる地域での検討が求められる．

　さらに今後，オノマトペの普及に関わる教育的介入を検討する上で，看護学生と看護師の差異を明確にすることが必要と思われる．同一の研究方法で比較分析することで，より有用な方法論を見出すことになると考える．

　以上の課題を検討することで，今後，医療処置を受ける幼児の苦痛を緩和し，子ども自身の対処行動を高めるために必要な具体的な支援を提供できるとともに，プレパレーションの実践的普及に貢献するための有用な示唆を得ることができると考えられる．

引 用 文 献

阿部孝子．(2005)．小児病棟処置室でのプリパレーションにおける看護師の関わりと患児の反応の分析．日本看護学会論文集　小児看護，36，351-353．

American Academy of Pediatrics. (1971). Committee on hospital care. *Care of Children in Hospitals(2nd ed.).*

American Academy of Pediatrics. (2006). Child life services: child life council and committee on hospital care. *Pediatrics*, 1757-1763. doi: 10.1542

安東真由，原依里，栃山幸子．(2008)．腎生検を受ける幼児へのDVDプリパレーションの効果．日本看護学会論文集　小児看護，39，131-133．

Babel, E. F., Crellin, D., Cheng, J., Sullivan, P. T., O'Sullivan, R., & Hutchinson, A. (2012). The use of the faces, legs, activity, cry and consolability scale to assess procedural pain and distress in young children. *Pediatric Emergency Care, 28* (12), 1281-1296.

Bai, J., & Hsu, L. (2012). Pain status and sedation level in chinese children after cardiac surgery: an observational study. *Journal of Clinical Nursing, 22*, 137-147.

Bijou, W. S. (1996). Refrections on some early events related to behavior analysis of child development. *Assn for Behavior Analysis international, 19*(1), 49-60.

文化庁．(2012年3月)．平成24年度「国語に関する世論調査」の結果の概要．参照先：国語施策・日本語教育：http://www.bunka.go.jp/kokugo_nihongo/yoronchousa/

Caprilli, S., Vagnoli, L., Bastiani, C., & Messeri, A. (2012). Pain and distress in children undergoing blood sampling: effectiveness of distraction with soap bubbles: a randomized controlled study. *Italian Journal of Pediatric Nursing Sciense, 4* (1), 15-18.

Cassell, S. (1965). Effect of brief puppet therapy upon the emotional responses of children undergoing cardiac catheterization. *Journal of consulting psychology, 29*(1), 1-8.

Caty, S., Elerton, M., & Ritchie, A. J. (1997). Use of projective technique to asscess young children's appraisal and coping responses to a venipuncture. *Jounal of Society of pediatric Nursing, 2*(2), 83-92.

Chen, F. M. (2003). Pain assessment for infants and children. *Nursing Foreign Medi-*

cal Science, 22, 289-290.

蛯名美智子．（2000）．検査・手術を受ける子どもへのインフォームド・コンセントー看護の実態とケアモデルの構築ー．平成9・10・11年度科学研究費補助金研究報告書，59-67．

藤野良孝．（2012）．スポーツオノマトペの運動リズムを基にした柔道学習ビデオの検討．情報学研究，21，1-8．

藤野良孝，井上康生，吉川政夫，仁科エミ，山田恒夫．（2006）．運動学習者のためのスポーツオノマトペ電子辞典の開発と評価．日本教育工学会論文誌，29(4)，515-525．

藤野良孝，井上康生，吉川政夫，堀江繁，仁科エミ，山田恒夫，匂坂芳典．（2005）．スポーツオノマトペの実態について．東海大学スポーツ医科学雑誌，17，28-38．

深田智．（2013）．絵本の中のオノマトペ．オノマトペ研究の射程　近づく音と意味，183-199．（篠原和子，宇野良子，共同編集）ひつじ書房．

福田香苗，苧坂直行．（1992）．擬音語・擬態語の認知（16）ーK児の3歳6か月時の観察記録よりー．日本心理学会第56回大会発表論文集，814．

古橋知子，平田美佳．（2012）．チームで支える！子どものプレパレーション（初版）．（及川郁子，編）文京区，東京都：中山書店．

古市久子．（2012）．絵本がもつリズム性がこどもに与える教育的意味．東邦学誌，41(1)，109-125．

Gaynard, L., Goldberger, J., & Laidley, L. N. (1991). The use of stuffed: body-outline dolls with hospitalized children and adolescents. *Children's health care, 20*(4), 216-224.

Gaynard, L., Wolfer, J., & GoldbergerJ. (n.d.). Psychological care of children in hospitals. *A clinical practice manual from the ACCH child life research project. Child life council, Inc*, 93-110.

Gilboy, S., & Hollywood, E. (2009). Helping to alleviate pain for children having venipuncture. *Pediatric Nursing, 21*(8), 14-19.

Guducu, F. T., Celebiogulu, A., & Kucukoglu, S. (2009). Turkish children loved distraction: using kaleidoscope to reduce perceived pain during venipuncture. *Journal of Clinical Nursing*(18), 2180-2186.

半田浩美，二宮啓子，蛯名美智子．（2006）．CTやMRI検査を受ける幼児後期のこどもに模型を用いた心理的準備ー子どものイメージづくりを促進する効果的な看護介入と看護師の変化ー．日本小児看護学会誌，15(1)，32-39．

半田浩美，二宮啓子，西平倫子．(2008)．心臓カテーテル検査を受ける幼児後期の子どもへの模型と人形を用いた効果的なプレパレーション．日本小児看護学会誌，17(1)，23-30．

Hands, C., Round, J., & Thomas, J. (2010). Evaluating venipuncture practice on a general children's ward. *Pediatric Nursing, 22*(2), 32-35.

原田千枝，吉村真理，矢野和代，田上亜紀，若狭郁子．(1996)．患児への看護婦からの言葉がけの分析．日本看護学会論文集　小児看護，27，29-31．

橋本浩子，谷洋江．(2009)．点滴・採血を受ける血液・腫瘍疾患の子どものストレス状態とプレパレーション時の反応および処置中の行動．日本小児看護学会誌，18(1)，65-71．

橋本ゆかり，杉本陽子．(2007)．静脈麻酔下で髄腔内注入を受ける小児がんの子どもの認知に影響を及ぼす医療者の関わり―処置前・中・後を通して行った介入から―．日本小児看護学会誌，16(1)，33-39．

橋本ゆかり，杉本陽子，蛯名美智子，楢木野裕美，今野美紀，松森直美，…岡田洋子．(2014)．採血・点滴を受ける子どものプレパレーションに関する看護師の意識調査―年齢階級別による実施中の関わりについて―．小児保健研究，73(3)，446-452．

服部兼敏．(2010)．テキストマイニングで広がる看護の世界．ナカニシヤ出版．

服部兼敏．(2010)．看護における日本語オノマトペ．看護研究，43(4)，315-323．

早川勝弘．(1981)．育児語と言語獲得．言語生活，50-56．

平野由貴子，北林香子．(2005)．幼児入院患児に対するプリパレーションの効果―子どもの意思を尊重した採血場面の介入方法―．日本看護学会論文集　小児看護，36，357-359．

平田美紀，流郷千幸，古株ひろみ，松倉とよみ，鈴木美佐．(2012)．家族が付き添った場合の幼児の採血に対する対処行動の観察分析．聖泉看護学研究(1)，29-35．

平田佐智子，喜多伸一．(2010)．オノマトペ・音韻象徴はコミュニケーションに貢献するか．電子情報通信学会論文集，25-26．

平田佐智子，秋田喜美，小松孝徳，中村聡史，藤井弘樹，澤井大樹．(2012)．オノマトペに対する意識の地域比較．第26回日本人工知能学会全国大会論文集，1-4．

平田佐智子，中村聡史，小松孝徳，秋田喜美．(2013)．国会会議録コーパスを用いたオノマトペ使用の地域比較．第27回日本人工知能学会全国大会論文集，31(10)．

平山輝男．(1996)．日本の方言．東京都：講談社．

平山輝男．(1993)．現代日本語方言大辞典．(柴田武，編)明治書院．

本間喜子．(2014)．単語の感情価にもとづいた単語刺激の作成．愛知工業大学研究報告(49)，13-24．

本間瞳子，植松展世，藤谷美奈．(2003)．ビデオを用いた点眼のプレパレーション―点眼への心理的準備と不安の軽減―．大阪府立母子医療センター雑誌，19(1)，38-41．

堀科．(2010)．保育学における「感性的言語」表現の妥当性を探る．川口短期大学紀要，24，109-121．

星野和子．(2005)．擬態語の文法．駒沢女子大学研究紀要，12，185-198．

Huff, L., Hamlin, A., Wolski, D., McClure, T., & Eliaders, B. A. (2009). A traumatic care: EMLA cream and application of heat to facilitate peripheral venous cannulation in children. *Pediatric Nursing, 32*, 65-76.

Hughes, T. (2012). Providing information to children before and during venipuncture. *Qualitative Research, 24*(5), 23-28.

日向重雄．(1991)．擬音語・擬態語の読本．小学館．

飯村直子，筒井真優美，込山洋美．(2005)．検査・処置を受ける子どもと医療者のずれ．看護研究，38(1)，53-63．

飯村直子，楢木野裕美，二宮啓子，松林知美，蛯名美智子，片田範子,...福地麻貴子．(2002)．Wong-Bakerのフェイススケールの日本における妥当性と信頼性．日本小児看護学会誌，11(2)，21-27．

池田彩夏，小林哲生，板倉昭二．(2013)．オノマトペが示す見た目と触り心地―日本人4歳児によるオノマトペのクロスモーダルな理解―．電子情報通信学会，89-94．

Imai, M., Kita, S., Nagumo, M., & Okada, H. (2008). Sound symbolism facilitates early verb learning. *Cognition, 109*(1), 54-65.

Inal, S., & Kelleci, M. (2012). Distracting children during blood draw: looking through distraction cards is effective in pain relief of children during blood draw. *International of Journal of Nursing Practice*(18), 210-219.

Inoue, T. (1991). Encording activities by preschool children under orienting versus learning instructions: are onomatopoeias associated with more concrete images? *Japanese Pscychological Research, 33*(1), 11-17.

石橋尚子．(2007)．発達にいかす．オノマトペ《擬音語・擬態語》をいかす　クオリアの言語心理学．(丹野眞智俊，編) 京都市：あいり出版．

石橋尚子，丹野眞智俊．(2004)．幼児の使用する日本語オノマトペに関する基礎研

究（3）．日本教育心理学会総会発表論文集（46），1．
石舘美弥子．（2012）．幼児のプレパレーションに含まれるオノマトペの特徴．横浜創英短期大学紀要，8，19-24．
石田博子，小野木雄三．（2006）．擬態語・擬音語に共起する語彙の感覚的分類に関する研究．情報処理学会研究報告，21-26．
石垣幸子，但木由佳，澤田奈穂美．（2005）．絵本を用いたプリパレーションによる対処行動の比較．日本看護学会論文集　小児看護，35，20-22．
伊藤弘樹，岡崎章，恩田浩司．（2008）．小児看護におけるプリパレーション・ツールの開発．デザイン学研究，55(2)．
伊藤弘樹，岡崎章，内藤茂幸．（2009）．手軽さと効果を考慮したプリパレーション・ツールの開発．デザイン学研究作品集，15(15)，78-83．
角岡賢一．（2007）．日本語オノマトペ語彙における形態的・音韻体系性について．くろしお出版．
金澤實，桑平一郎，一ノ瀬正和，一和多俊男，井上博雅，植木純，…宮本顕二．（2014年3月）．Q&A パルスオキシメータハンドブック．参照日：2015年1月5日，参照先：一般社団法人日本呼吸器学会：http://www.jrs.or.jp/uploads/uploads/files/guidelines/pulse-oximeter_medical.pdf
片田範子．（2000）．子どもの権利とインフォームドコンセント．小児看護，23(13)，1723-1726．
加藤令子．（2008）．痛みを伴う治療や検査を受ける年長幼児への「伝え方」に関わる看護援助－子どもが安心していられる関わりとは－．日本看護科学学会誌，28(3)，14-23．
勝田仁美，片田範子，蛯名美智子．（2000）．検査・処置を受ける子どもの覚悟　検査・手術を受ける子どもへのインフォームド・コンセント－看護の実態とケアモデルの構築－．平成9・10・11年度科学研究費補助金研究報告．
川口義一．（2000）．「ナラ表現」の「文脈化」と「教材化」．早稲田大学日本語研究センター紀要，13，27-49．
河村昌子，泊祐子．（2011）．骨髄穿刺と腰椎穿刺を受ける子どもと養育者へのプレパレーションの実践．日本小児看護学会誌，20(1)，86-92．
風間敏子．（2008）．観察．写真でわかる小児看護技術（初版）．（山元恵子，編）インターメディカ．
Keck, F. J., Gerkensmeyer, J., Joice, B., & Schade, J. (1996). Reliability and validity of the FACES and word descriptor scales to mesure procedural pain. *Journal*

of Pediatric Nursing, 11, 368-374.

菊池純子．(2012)．非侵襲的陽圧換気法（NPPV）導入におけるプレパレーションの効果―幼児期後期の脊髄性委縮症Ⅱ型の患児への介入―．日本看護学会論文集 小児看護，45，41-44．

金明哲．(2009)．テキストデータの統計科学入門．岩波書店．

北野景子，内海みよ子，和田聖子．(2012)．プレパレーションの5段階における看護師の認識と実践の現状．日本小児看護学会誌，21(3)，44-51．

小林隆．(2010)．オノマトペの地域差と歴史―「大声で泣く様子」について―．21-47．（小林隆，篠崎晃一，共同編集）ひつじ書房．

国立国語研究所．(2014年4月30日)．日本言語地図．参照先：国立国語研究所：http://www.ninjal.ac.jp/publication/catalogue/laj_map/04/

Kolk, A. M., von Hoof, R., & Fiedeldij Dop, M. J. (2000). Preparing children for venipuncture.: the effect of an integrated intervention on distress before and during venipuncture. *Child Care Health and Development, 26*(3), 251-260.

近藤綾，渡辺大介．(2008)．保育者が用いるオノマトペの世界．広島大学心理学研究，8，255-261．

近藤綾，渡辺大介，越中康治．(2008)．自然体験活動の中で見られる幼児のオノマトペの機能に関する一考察．広島大学大学院教育学研究科紀要(57)，305-312．

近藤陽一，阪井裕一，熊谷昌明，片山正夫，草川功．(2006年5月)．成長科学協会ホームページ．参照日：2014年6月5日，参照先：生育治療癌研究指定課題研究報告　小児の発達と疼痛管理に関する研究：http://www.fgs.or.jp/public/05/2006_07.html

小関和代．(1984)．幼児期の外科小手術に対する心理的準備．看護研究，17(3)，83-91．

小谷欣也，石橋尚子，横川和章．(2003)．小学校教育におけるオノマトペの有効性の研究(1)―授業における教師のオノマトペの使用実態―．日本教育心理学会総会発表論文集，498．

熊谷康雄，井上文子，大西拓一郎，沖裕子，小林隆，澤木幹栄，…三井はるみ．(2013)．大規模方言データの多角的分析　成果報告書―言語地図と方言談話資料―．国立国語研究所共同研究報告，12(5)，1-181．

LaveJ, WengerE．(2013). Situated learning; legitimate peripheral participation. 状況に埋め込まれた学習―正統的周辺参加．(佐伯胖，訳) 産業図書．

Lee, W. L., & White-Traut, C. R. (1996). The role of temperament in pediatric pain

response. *Issues in Comprehensive Pediatric Nursing, 19*(1), 49-63.
Li, W. H., Chung, J. O., & Ho, E. K. (2011). The effectiveness of therapeutic play, using virtual reality computer games, in promoting the psychological well-being children hospitalised with cancer. *Journal of Clinical Nurising,* 2135-2143.
Luffy, R., & Grove, K. S. (2003). Examining the validity, reliability, and preference of three pediatric pain measurement tools in african children. *Pediatric Nursing, 29,* 54-59.
Manimala, M. R., & Blount, R. L. (2000). The effects of parental reassurance versus distraction on child distress snd coping during immunizations. *CHILDREN'S HEALTH CARE, 29*(3), 161-177.
丸光恵. (2014). 系統看護学講座　専門分野Ⅱ　小児看護学概論　小児臨床看護総論　小児看護学①(第12版). (奈良間美保, 編) 文京区, 東京都：医学書院.
松井晃. (2011). パルスオキシメーター. 小児　クリティカルケア看護　基本と実践. (中田諭, 編) 南江堂.
松森直美. (2010). 看護師が行う子どもへのプレパレーション実践導入モデルの検討. 平成21・22・23・24年度科学研究費補助金　2010年度研究実績報告書.
松森直美, 鴨下加代. (2006). 手術を受ける子どもへのプレパレーションの実践と普及の検討－キワニス人形と木製模型を用いた方法を試みて－. 人間と科学　県立広島大学保健福祉学部誌, 6(1), 71-82.
松森直美, 二宮啓子, 蛯名美智子. (2004).「検査・処置を受ける子どもへの説明と納得」に関するケアモデルの実践と評価（その２）. 日本看護科学学会誌, 22-35.
松崎喜代美, 直木久美子, 白山早苗. (2004). 予防接種を受ける小児の紙芝居によるプリパレーション効果. 日本看護学会論文集　小児看護, 34, 20-22.
Matthews, M., & Silk, G. (1994). *Calico dolls a process of play*. Australia: The kiwanis club Australia. Monash print services.
Merkel, S., Voepel-Lewis, T., Shayevitz, J., & Malviya, S. (1977). The FLACC: a behavioral scale for scoreing postoperative pain in young children. *Pediatric Nursing, 23,* 293-297.
美馬のゆり, 山内祐平. (2005).「未来の学び」をデザインする. 東京：東京大学出版会.
三島由紀夫. (1995). 文章読本. 中公文庫.
三浦博美, 竹本三重子, 臼井徳子. (2013). 緊急入院において点滴処置を受ける年長幼児が心の準備をするための看護援助. 日本小児看護学会誌, 22(3), 34-41.

三好行雄．(2002)．乳幼児言語研究－1～2歳児における発声語の文法的特質②－．武蔵野短期大学研究紀要，16，25-34．

三好行雄．(2006)．乳幼児言語研究－3歳児における発声語の文法的特質②－．武蔵野短期大学研究紀要，20，193-201．

守山惠子．(1996)．「体の状態をあらわす擬態語」について－『蕉窓談話』の場合．国語と教育，21，24-32．

守山惠子．(2000)．「東郭医談」細野本と大塚本との比較－オノマトペを中心に．国語と教育，24，89-96．

守山惠子．(2001)．『方彙口訣』に用いられているオノマトペ－カナ・漢字併用のオノマトペを中心に．国語と教育，26，89-96．

守山惠子．(2002)．漢方医学書のオノマトペ．言語，31(11)，92-97．

Movahedi, A. F., Rostami, S., Salsali, M., Keikhaee, B., & Moradi, A. (2006). Effect of local refrigeration prior to venipuncture on pain related responses in school age children. *Australian Journal of Advanced Nursing, 24*(2), 51-55.

丸田美雪，竹之下知恵，小林幹子，松本恵子．(2008)．採血のプレパレーションを受けた幼児の対処行動の変化．日本看護学会論文集　小児看護，39，134-136．

Murphy, G. (2009). Distraction techniques for venipuncture: a review. *Clinical, 21*(3), 18-20.

永井洋子，林弥生．(2004)．子どもの発達－小児をケアするにあたってこころの発達－．小児看護，27(9)，1074-1078．

長尾一，箱田光世，清藤絵里，渡部賢仁．(2010)．オノマトペと標識を取り入れた上部消化管X線検査法の検討．日本放射線技術学会雑誌，67(1)，15-24．

中原和恵．(2007)．白血病患児の検査，治療に対する心の準備への支援－人形を用いたプレパレーションを試みて－．日本看護学会論文集　小児看護，38，337-339．

中村美穂，兼松百合子，小川京子．(1993)．医療処置を受ける小児の痛みの程度と行動に表れる反応．千葉大学看護学部紀要(15)，45-52．

仲尾尚美，石川綾．(2004)．採血を受ける幼児期患児への絵本によるプリパレーション有効性の検証．日本看護学会論文集　小児看護，35，32-34．

楢木野裕美．(2006)．プレパレーションの概念．小児看護，29(5)，542-547．

楢木野裕美，鈴木敦子，片田範子．(2000)．検査・処置を終えた子どもの思いに関する研究．平成9・10・11年度科学研究費補助金研究報告，51-58．

楢木野裕美，高橋清子．(2002)．子どもに正確な知識をどのように伝えるか．小児看護，25(2)，193-196．

夏目房之介．（2013）．マンガにおけるオノマトペ．オノマトペ研究の射程　近づく音と意味，183-199．（篠原和子，宇野良子，共同編集）ひつじ書房．

日本看護協会．（2005）．日本看護協会看護業務基準2005年．日本看護協会出版会．

日本看護協会．（2007）．日本看護協会看護業務基準集2007版改訂版．日本看護協会出版会．

新村出．（2008）．広辞苑第六版．岩波書店．

西尾恵美．（2010）．採血を受ける幼児への人形を活用したプレパレーションの効果－緊急入院を経験した幼児への実施から－．日本看護学会論文集　小児看護，41，38-40．

西崎笑美子，穴見康代，小林祐美．（2007）．プレパレーションを用いた採血を試みて．日本看護学会論文集　小児看護，38，3-5．

小笠原真織，楢木野裕美．（2013）．採血および点滴挿入時に看護師が"この子ならできる"とアセスメントしてプレパレーションを実践している2歳児のすがた．日本小児看護学会誌，22(2)，17-24．

小川鮎子，下釜綾子，高原和子，瀧信子，矢野咲子．（2013）．幼児の身体表現活動を引き出す言葉かけ－オノマトペを用いた動きとイメージ－．佐賀女子短大研究紀要　第47集，103-116．

荻野美佐子．（1989）．言語習得における母子の非言語的相互作用の役割．上智大学心理学年報，13，61-75．

小椋たみこ，吉本祥江，坪田みのり．（1997）．母親の育児語と子どもの言語発達．神戸大学発達科学部研究紀要，5(1)，1-14．

小椋由梨子，中井純子，奥田久美子．（2007）．自宅で行うプレパレーションの効果－幼児の手術前オリエンテーションに用いて－．日本看護学会論文集　小児看護，38，328-330．

及川郁子．（2002）．プレパレーションはなぜ必要か．小児看護，25(2)，189-192．

及川郁子，田代弘子．（2012）．病気の子どもへのプレパレーション（初版）．中央法規．

大池真樹．（2007）．手術を体験する幼児への母親への関わり－絵本によるオリエンテーションの母親への影響－．宮城大学看護学部紀要，10，9-15．

岡崎裕子，楢木野裕美．（2010）．検査・処置を受ける幼児の親と医療者との協働に関する国内の文献検討－プレパレーションの視点から－．日本小児看護学会誌，19(1)，95-102．

小野正弘．（2009）．オノマトペがあるから日本語が楽しい　擬音語・擬態語の豊か

世界. 平凡社.
小野正弘. (2011). 擬音語・擬態語4500日本語オノマトペ辞典. 小学館.
苧坂直行. (1999). 感性のことばを研究する 擬音語・擬態語に読む心のありか. 新曜社.
PiajetJ. (2007). Piaget's Story ピアジェに学ぶ認知発達の科学. (中西啓, 訳) 北大路書房.
Rape, R. N., & Bush, J. P. (1994). Psychological preparation for pediatric oncology patients undergoing painful procedures: a methodological critique of the research. *23*(1), 51-67.
Reeb, R. N., & Bush, J. P. (1996). Preprocedural psychological preparation in pediatric oncology: a process-oriented intervention study. *CHILDREN'S HEALTH CARE, 25*(4), 265-279.
李志偉. (2009). 日中両国における広告のキャッチフレーズについて－女性誌と男性誌を素材として－. 銘傳大学.
流郷千幸, 古株ひろみ, 東美香. (2004). S県下における幼児の採血場面のプリパレーションと関連要因. 滋賀県立大学人間看護学研究(3), 145-152.
斉藤美紀子, 高梨一彦, 小倉能理子. (2010). プレパレーションに対する看護者の認識とその実施状況. 弘前学院大学看護紀要(5), 47-56.
Sapir, E. (1929). A study in phonetic symbolism. *Journal of Experimental Psychology, 12*(3), 225-239.
佐々木美和. (2013). 子どもへの病気・検査・治療などの説明. (原田香奈, 相吉恵, 祖父江由紀子, 共同編集) 医療を受ける子どもへの上手なかかわり方, 日本看護協会出版会.
佐藤さやか, 縫田愛. (2012). レントゲン検査を通して検討した対象にあったプレパレーションの活用法－小児科経験年数による分析－. 日本看護学会論文集 小児看護, 42, 33-36.
佐藤志保, 佐藤幸子, 三上千佳子. (2013). 採血を受ける子どもの対処行動を予測するために必要な要因の検討. 日本小児看護学会誌, 22(1), 9-16.
佐藤志保, 塩鮑仁. (2007). 外来で採血を受ける子どもに行うプリパレーションの有効性の検証. 北日本看護学会誌, 10(1), 1-12.
佐藤登志郎, 西本寺克禮. (2005). 医学英和大辞典 (第12版). (佐藤登志郎, 西元寺克禮, 共同編集) 南山堂.
関あゆみ, 内山仁志, 小枝達也. (2009). 幼児の鎮静下でのMRI撮影のためのプレ

パレーションに関する検討. 小児保健研究, 68(2), 285-292.
Snow, C. E. (1978). Talking to Children: language input and acquisition. *Journal of Child Language*, 5(3), 521-530.
外賀照実, 松倉とよ美, 松波典代. (2005). 体幹ギプスを装着する幼児のプリパレーション効果の検討—母親へのアンケートと紙芝居中のビデオを分析して—. 日本看護学会論文集 小児看護, 36, 354-356.
Stinson, J. N., Kavanagh, T., Yamada, J., Gill, N., & Stevens, B. (2006). Systematic review of the psychometric properties, interpretability and feasibility of self-report pain intensity measures for use in clinical trials in children and adolescents. *Pain, 125*, 143-157.
杉本陽子, 橋本ゆかり. (2009). こどもが採血・点滴を受けるときのプレパレーションに関する研究. 看護師・医師・家族の考え方と実際について. (蛯名美智子, 編) 3-30.
杉本陽子, 前田貴彦. (2004). 子どもが採血・点滴を受ける心の準備をする関わり. 平成14・15年度厚生労働省科学研究(子ども家庭総合研究事業)分担研究「子どもと親へのプレパレーションの実践普及. 医療行為を行う際の子どもへの関わりについて」報告, 33-65.
鈴木陽子. (2013). インタラクションのなかで使われる「オノマトペ+する」動詞. オノマトペ研究の射程 近づく音と意味, 167-181. (篠原和子, 宇野良子, 共同編集) くろしお出版.
橘則子, 宮城由美子. (2014). 診療所で小児外来看護に携わる看護職の「子どもの権利」に対する認識と, 幼児への採血方法の実態に関する研究. 日本小児看護学会誌, 23(2), 34-40.
田島桂子. (2002). 看護実践能力育成に向けた教育の基礎(初版). 東京:医学書院.
高橋雅延. (2001). 偽りの記憶の実験のための情動語リスト作成の試み. 聖心女子大学論叢, 96, 133-156.
高橋まゆみ, 竹本和代, 矢田昭子. (2008). 外来・病棟・手術部が連携した手術前のプレパレーションの導入の効果. 日本看護学会論文集 小児看護, 39, 152-154.
高野美由紀, 有働眞理子. (2007a). 重症知的障害児への教育的支援におけるオノマトペの貢献. 学校教育学研究(19), 27-37.
高野美由紀, 有働眞理子. (2007b). 養護学校の音楽の授業にみられるオノマトペ的要素. 兵庫教育大学研究紀要(30), 39-47.
高野美由紀, 有働眞理子. (2010). 養護学校の教師発話に含まれるオノマトペの教育

的効果．特殊教育学研究，48(2)，75-84.
竹田晃子．(2012)．東北方言オノマトペ（擬音語・擬態語）用例集－青森県・岩手県・宮城県・福島県－．立川市，東京都：大学共同利用機関法人　人間文化研究機構　国立国語研究所．
竹田晃子．(2013)．『日本語地図』にみる牛の鳴き声のオノマトペ．著：熊谷康雄，熊谷康雄（編），大規模方言データの多角的分析　成果報告書－言語地図と方言談話資料－(69-80)．国立国語研究所．
武田淳子．(1998)．採血に対する幼児の反応・行動に影響を及ぼす要因．千葉看護学会誌，4(2)，8-14.
玉利さおり．(2013)．国語科学習指導案　図表を用いたレポートを書こう．参照日：2014年8月12日，参照先：http://www.edu.pref.kagoshima.jp/research/cooperation/sidouan/yoshidaminami/h25/kokugo.pdf#search='%E3%82%AA%E3%83%8E%E3%83%9E%E3%83%88%E3%83%9A+%E5%9B%BD%E8%AA%9E%E7%A7%91%E5%AD%A6%E7%BF%92%E6%8C%87%E5%B0%8E%E6%A1%88+%E7%94%B7%E7%A5%A5%E3%82%B3%E5%B7%AE'
田守育啓．(2010)．オノマトペ擬音・擬態語をたのしむ．岩波書店．
田守育啓．(2012)．商品および店名・施設名に利用されているオノマトペ．人文論集，47，49-70.
田守育啓，スコウラップローレンス．(2011)．オノマトペ－形態と意味－．（柴谷方良，西光義弘，影山太郎，共同編集）くろしお出版．
田中恭子．(2006)．小児医療の現場に使えるプリパレーションガイドブック．愛知：日総研．
田中恭子．(2008)．プレパレーションの5段階について．小児看護，31(5)，542-547.
田中恭子．(2014年10月)．検査や治療の話を子どもにどう伝えるか．参照日：2015年9月3日，参照先：Growthhormone: https://www.growthhormone.co.jp/growing.aspx
田中恭子，南風原明子，今紀子．(2007)．小児の療養環境における遊び・プレパレーション・その専門家の導入の検討．小児保健研究，66(1)，61-67.
ThompsonHRichard, StanfordGene. (2003). Child Life in Hospitals: Theory and Practice　病院におけるチャイルドライフ　子どもの心を支える"遊び"プログラム．（小林登，編，野村みどり，堀正，訳）東京：中央法規．
遠矢浩一．(1993)．障碍児のリハビリテーションにおけるオノマトペの役割－心理リハビリティションでの訓練過程の分析から－．上越教育大学研究紀要，12(2)，

269-278.

遠矢浩一．（1996）．運動障害児のリハビリテーションにおける援助者のことばかけの特徴．日本特殊教育学会第34回大会，890-891.

坪倉紀代子，柴真理子．（1998）．文字情報による擬音語・擬態語と動きの想起．舞踊學(21)，48.

坪倉紀代子，柴真理子，三宅香，徳家雅子．（1999）．擬音語・擬態語と身体表現－「ドタ系」を事例として－．舞踊學(22)，101.

有働眞理子．（2007）．感性を身体で表すことば－言語と音楽と身振りが調和する範疇－．神戸言語学論叢，5，217-234.

有働眞理子，高野美由紀．（2007）．養護学校小学部の授業に見られるオノマトペ的発話－対話活性化の言語学的要因－．学校教育学研究(19)，17-26.

上田裕也，清水裕一郎，坂口明，坂本真樹．（2013）．オノマトペで表される痛みの可視化．日本バーチャルリアリティ学会論文誌，18(4)，455-463.

上村浩太，丸山浩枝，林裕子．（2006）．看護師のプレパレーション実践認識と関連する要因～プレパレーション普及に向けて～．日本看護学会論文集　小児看護，16，348-349.

Visintainer, M. A., & Wolfer, J. A. (1975). Psychological preparation for surgical pediatric patients: the effect on children's and patients' stress responses and adjustment. *Pediatrics, 56*(2), 187-202.

Voepel-Lewis, T., Zanotti, J., Dammeyer, J. A., & Merkel, S. (2010). Reliability and validity of the face, legs, avtivity, cry, consolability behavioral tool in assessing acute pain in critically ill patients. *American Journal of Critical Care, 19*(1), 55-62.

Vosoghi, N., Chehizad, M., Abotalebi, H. G., & Roshan, A. Z. (2010). Effects of distraction on phisiologic indices and pain intensity in children aged 3-6 undergoing IV injection. *HAYAT,* 16, 105.

和田久美子．（2008）．幼児への言語的対応における看護師の特性－保育士との比較を通して－．小児保健研究，67(4)，14-23.

和田久美子．（2012）．処置・看護ケア場面における幼児に対する看護師のことば．小児保健研究，71(1)，85-91.

Wakimizu, R., Komagata, s., Kuwabara, T., & Kamibeppu, K. (2009). A randamaized controlled trial of an at-home preparation programme for Japanese preschool children: effects on children's and caregivers' anxiety associated with surgery.

393-401.

桶水理恵,上別府圭子.(2006).日本の小児医療におけるプレパレーションの効果に関する文献的考察.日本小児看護学会誌,15(2),82-89.

West, N., Oaker, L., Hinds, S. P., Sanders, L., Holder, R., Williams, S., ... Bozeman, P. (1994). Measuring pain in pediatric oncology ICU patients. *Journal of Pediatric Onchology Nursing, 11*(2), 64-68.

Wong, L. D., & Baker, C. M. (1988). Pain in children: comparison of assessment scales. *Pediatric Nursing, 14*(1), 9-17.

山口求,光盛友美,今村美幸.(2010).乳幼児の小児看護におけるプリパレーションのレジリエンスの効果.広島国際大学看護ジャーナル,8(1),13-25.

山口孝子,堀田法子,下方浩史.(2009).主成分分析による幼児へのプレパレーションの影響要因に関する研究.小児看護学会誌,18(2),1-8.

山本ことみ,島村歩,藤岡恵美.(2012).点滴を受ける患児へのDVDによるプレパレーションの効果.日本看護学会論文集 小児看護,42,37-39.

山崎千裕,尾川瑞季,池田友美.(2004).入院中の子どものストレスとその緩和のための援助についての研究-第2報プリパレーション(心理的準備)について 小児科病棟看護職員への調査-.小児保健研究,63(5),501-505.

Yoo, H., Kim, S., Hur, H. K., & Kim, H. S. (2011). The effects of an animation distraction interventuion on pain response of preschool children during venipuncture. *Applied Nursing Research, 24*, 94-100.

吉田麻衣子.(2008).男女差の視点から見た日本語オノマトペ―雑誌における検証―.東アジア日本語教育・日本文化研究(11),47-56.

吉田美幸,楢木野裕美.(2012).看護師が捉える点滴・採血を受ける幼児後期の子どもの自己調整機能.日本小児看護学会誌,21(2),1-8.

吉田美幸,鈴木敦子.(2009).検査・処置を受ける幼児後期の子どもが必要としている母親の関わり.日本小児看護学会誌,18(1),51-58.

吉本瑞穂,高窪美智子,田中栄子.(2004).プリパレーションを導入した術前オリエンテーションの効果 ソケイヘルニア根治術のプリパレーションツールの開発.日本看護学会論文集 小児看護,34,23-25.

吉村浩一,関口浩美.(2006).オノマトペで捉える逆さめがねの世界.法政大学文学部紀要,54,67-75.

謝　辞

　本研究を進めるにあたり，調査にご協力いただきました幼児とその保護者の皆様，看護学生の皆様，看護師および医師の皆様，各医療施設の病院長，看護部長，職員の皆様，看護基礎教育機関の諸先生方，すべての方々に深く感謝申し上げます．

　本研究をまとめる過程において多くの方々のご指導をいただきました．指導教官である神奈川大学　瀬戸正弘教授にお礼を申し上げます．研究過程において，和光大学　伊藤武彦教授には多大なご指導，ご助言を賜りました．心より感謝申し上げます．

　研究遂行ならびに論文執筆にあたり，常にあたたかい励ましとご指導をいただきました元東京大学　大山正教授には心より感謝申し上げます．また，大山人間科学研究会の皆様には定例会等で貴重なご助言をいただきました．この場を借りて厚くお礼申し上げます．

　因子分析および細かい分析検定において，多大なご指導をいだだきました独立行政法人大学入試センター研究開発部　宮埜壽夫教授に深謝いたします．

　また，本研究を進めていく上で，貴重なご助言と多大なご協力をいただきました東京大学　平田佐智子先生，よしむらこどもクリニック　吉村公一院長，武蔵野赤十字病院　大柴晃洋小児科部長に深く感謝申し上げます．

　博士課程3年次，介入実験の分析と考察で新たな視点でご指摘をくださった神奈川大学　前原吾朗准教授に深謝いたします．また，応用実験心理学分野，臨床心理学分野の大学院生の方々との交流が刺激となり，論文執筆に向けて力強く進むことができました．

　最終段階における実験結果の分析においてご指導いただきました同大学斎田真也教授には，様々な角度からご助言を頂戴しました．例年にない酷暑

の夏季にもかかわらず快く指導時間を割いてくださいました．心よりお礼申し上げます．また，最終年度，同大学 和氣洋美教授からいただきました労いの言葉を励みに最後まで辿り着くことができました．

さらに，学位論文審査においてご指導を賜りました同大学 杉山崇教授，健康科学大学 竹村眞理教授，同志社女子大学 眞鍋えみ子教授に厚くお礼を申し上げます．

最後に，研究生活をあたたかく見守り応援してくれた家族に心から感謝の意を表します．

本研究は独立行政法人日本学術振興会より，平成24年～26年度科学研究費助成事業（挑戦的萌芽研究，課題番号：24660030）の助成を受けたものであり，本書は平成30年度科学研究費助成事業（科学研究費補助金・研究成果公開促進費，課題番号：18HP5071）の交付を受け刊行するものです．

平成30年10月15日

石　舘　美　弥　子

【付録】

付録A　研究1の施設への依頼状

平成24年5月18日

■■■■■■■■病院
副病院長・看護部長　■■■■■■　様

横浜創英短期大学　石舘　美弥子

調査研究へのご協力のお願い

時下ますますご清祥のこととお慶び申し上げます。
　早速でございますが、先日ご連絡させていただきました研究につきまして、お願い申し上げます。
　このたび、「医療処置を受ける幼児の対処能力を高める感性的言語の研究」というテーマでインタビュー調査を実施することとなりました。
　つきましては、下記資料一式を同封いたしますのでご検討いただければ幸いに存じます。
　ご多忙のところ誠に恐縮ではございますが、なにとぞご高配くださいますようよろしくお願い申し上げます。

［同封資料］
・倫理審査申請書
・研究実施計画書
・インタビューガイド
・ご協力のお願い
・研究参加についての同意書
・研究参加可能日について

【連絡先】
石舘美弥子
〒226-0015
横浜市緑区三保町1番地
横浜創英短期大学　看護学科
TEL　045-922-5641（代表）
　　　045-922-6289（直通）
E-mail mishidate@soei.ac.jp

付録A　研究1の対象者への依頼状

「医療処置を受ける幼児の対処能力を高める感性的言語の研究」
ご協力のお願い

【研究の目的】
　小児医療の現場では、幼児に対して頻繁に用いることばにオノマトペがあります。オノマトペとは、実際に存在する音に真似てことばとする擬音語、視覚・触覚など聴覚以外の感覚印象をことばとする擬態語のことをさします。注射や採血は「ちっくん」、血圧測定は「まきまき」「シュポシュポ」などがその例です。オノマトペは、言語能力の未熟な幼児にとって、感性的に理解できることばといえます。しかし、この感性的言語の使用実態はまだよくわかっておりません。そこで今回、子どもに対する具体的なことばモデル開発のための第一段階として、幼児に使用していることばについて調査することになりました。このオノマトペを活用したことばのマニュアルを作成することで、小児医療現場において幼児への説明が容易となり、幼児自身が安心して医療処置を受ける行動に役立つものと期待されます。
　研究の方法などは以下に記されています。この文書と口頭での説明を受け、ご協力いただける場合は添付されている同意書にご署名をお願いいたします。この研究に参加することに同意しない場合でも何ら不利益を被ることはありません。

【研究の方法】
　この研究は、小児病棟に勤務する看護師、保育士、チャイルドライフスペシャリストを対象として、小児医療の現場で使用されている難解な医療用語を幼児用に変化させていることばを調査し、オノマトペ（擬音語・擬態語）の使用実態を明らかにするために行うものです。
　ご協力していただきたいことは以下の内容です。

○　面接調査（約30分、1回）
　医療処置場面で、あなたが入院している子どもに対して使用していることば（オノマトペ）についてのお話を伺います。お話の内容はICレコーダーに録音させていただきます。録音されることを望まれない場合は、いつでもおっしゃってください。その場合は、録音せずに代わりにメモを取らせていただきます。面接は静かなプライバシーの守られる場所で行います。また、話したくないことについてはお話にならなくて結構です。途中で気分が悪くなった場合は直ちに中止し、適切に対応いたします。

【倫理的配慮】
・この研究に参加することに同意しない場合でも何ら不利益を被ることはありません。また、一旦同意した後でも、いつでも参加を取り消すことができます。
・結果を学会や学術雑誌などに発表することがありますが、その時には個人を特定できないようにし、個人情報は保護いたします。
・情報は厳重に管理し、研究の目的以外には一切使用いたしません。また、研究の終了をもちまして、録音データなどの資料は破棄いたします。
・本研究は、横浜創英短期大学倫理審査委員会の承認を受けて実施されます。

説明者氏名 _____

○ 疑問や質問等がございましたら、下記の連絡先までお問い合わせください。

連絡先　：石舘　美弥子
　　　　　横浜創英短期大学看護学科
住　所　：〒226-0015
　　　　　横浜市緑区三保町1番地
TEL　　：045-922-5641（代表）
　　　　：045-922-6289（直通）
E-mail：mishidate@soei.ac.jp

付録A　研究1の同意書

（横浜創英大学研究倫理審査会審査様式4）

研究への参加についての同意書

私は，研究計画名「医療処置を受ける幼児の対処能力を高める感性的言語の研究」に関する以下の事項について説明を受けました。

- ☐研究の意義および目的
- ☐研究の方法
- ☐予測される研究の結果
- ☐研究期間
- ☐研究を実施する研究者
- ☐研究に関する資料の開示について
- ☐研究への参加の任意性（研究への参加は任意であり，参加しないことで不利益な対応を受けないこと．また，いつでも同意を撤回でき，撤回しても何ら不利益を受けないこと．）
- ☐この研究への参加をお願いする理由
- ☐研究により期待される利益について
- ☐研究への参加に伴う危険または不快な状態について
- ☐個人情報の取り扱い（被験者のプライバシーの保護に最大限配慮すること）
- ☐研究終了後の対応・研究成果の公表について
- ☐研究のための費用
- ☐研究への企業・団体等の関与
- ☐研究に伴う補償
- ☐知的財産権の帰属
- ☐問い合わせ先・苦情等の連絡先

これらの事項について確認したうえで，この研究に参加することに同意します。

　　　　平成　　年　　月　　日
　　　　被験者署名・捺印または記名・押印＿＿＿＿＿＿＿＿＿＿＿＿＿＿＿＿＿＿＿＿印

本研究に関する説明を行い，自由意思による同意が得られたことを確認します。

　　　　説明担当者（所属・職名・氏名）＿＿＿＿＿＿＿＿＿＿＿＿＿＿＿＿＿＿＿＿印

付録A　研究1のインタビューガイド

インタビューガイド「医療処置を受ける幼児の対処能力を高める感性的言語の研究」

お忙しい中，調査にご協力くださいまして，ありがとうございます。

それではまず，あなたご自身についてお伺いします。こちらの面接フォームの黒枠の中を，差し支えない範囲でご記入お願いします。

今回の調査では，いくつかの医療処置場面において，あなたが幼児に対して説明していることばについてお話を伺います。医療処置は全部で7項目です。バイタルサイン測定，採血，吸入療法，吸引，点滴，腰椎穿刺，骨髄穿刺，になります。以上の医療処置ですが，あなたがこれまで幼児に対応した経験があるかについて，教えてください。

これから医療処置7項目について1つずつお伺いしますが，インタビューを録音し，後ほど書き起こしに使用させていただきます。内容を把握するのは研究メンバーのみで，個人情報を公表することはないことを再度申し添えさせていただきます。録音は差し支えないですか？

それでは，こちらの絵をご覧ください。幼児期の子どもを描いたものです。これから，医療処置場面を順にお見せしますので，あなたが実際にこの幼児に説明することばを具体的にお話しください。

例えば，採血の場面で「これからチックンするけどいい？じゃあ，こっちの手をギューンとだしてくれる？」といった流れでお話しください。

　　　　　では，録音を開始します。

1．まず，「バイタルサイン測定」です。　　　　　　　　　　　□
2．では，「採血」です。　　　　　　　　　　　　　　　　　　□
3．では，「点滴」です。　　　　　　　　　　　　　　　　　　□
4．では，「吸入療法」です。　　　　　　　　　　　　　　　　□
5．では，「口鼻腔吸引」です。　　　　　　　　　　　　　　　□
6．では，「腰椎穿刺」です。　　　　　　　　　　　　　　　　□
7．最後に，「骨髄穿刺」です。　　　　　　　　　　　　　　　□
8．その他の場面で，あなたが幼児に説明していることばで　　　□
　　何か思い当たるものがありましたら，なんでも教えてください。

以上でインタビューは終わりです。ご協力ありがとうございました。後ほど，インタビューの録音を書き起こして，他の方のインタビューと合わせて分析します。その際に，インタビューで聞き漏らしたことがあれば再度質問させていただくことは可能ですか？

　その場合の連絡先を教えてください（名刺，電話番号，電子メールなど）。

【付録】　165

付録A　研究1の幼児のイラスト（石舘波子氏より提供を受けた）

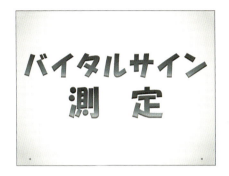

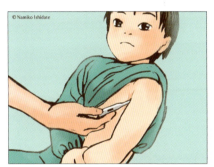

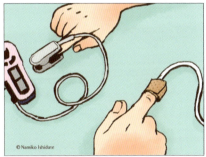

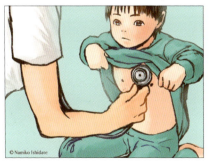

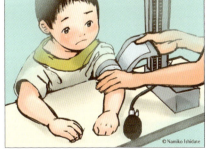

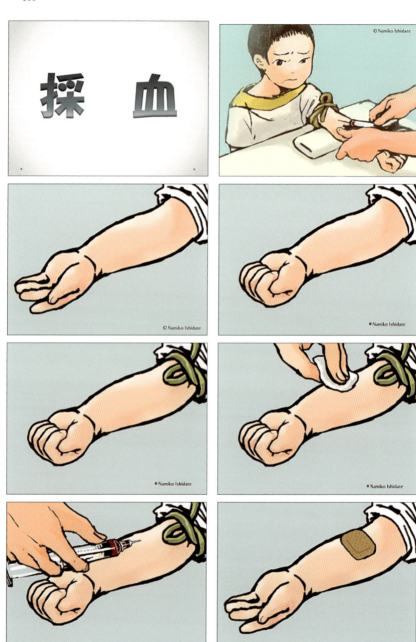

【付録】 167

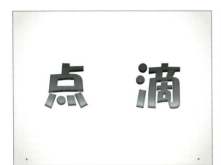 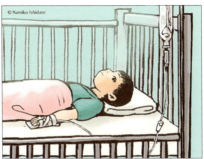

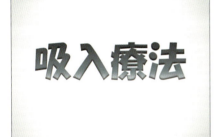 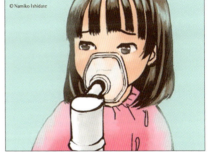

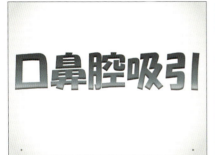 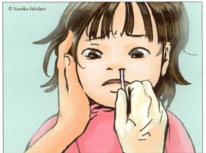

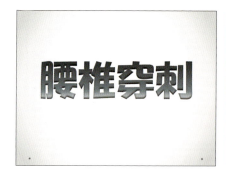
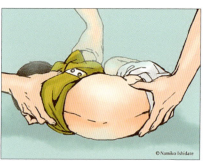
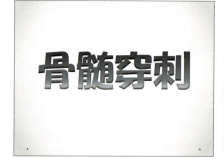
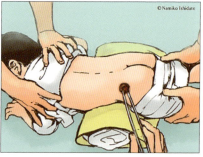

付録A　研究1の面接フォーム

面接フォーム

面接DATA	
面接年月日	年　　　月　　　日（　　　）
調査対象者	
面接場所	
面接時間	～
性別	女性　・　男性
年齢	歳
勤務施設	
職種	看護師　・　助産師　・　保健師　・　保育士　・　CLS
勤務年数	年　　　ヶ月
小児病棟の勤務年数	年　　　ヶ月
その他の勤務経験	無　　　　・　　　　有 （　　　　　　　　　　　　　　　　　　　）
結婚歴	独身　・　既婚　　子ども　無　・　有（　　　人）
氏名	連絡先

研究B　研究2の依頼状（教育機関宛）

看護系大学・短期大学・専門学校　　　　　　　　　　　　　　　　　　　平成25年7月
　施設代表者　様

研究協力のお願い（依頼書）

　私は、神奈川大学大学院人間科学研究科博士後期課程に在籍する大学院生です。普段は神奈川県の横浜創英大学に勤務しております。今回は、「医療処置を受ける幼児の対処行動を高める感性的言語の研究」を進めるにあたり、ご協力のお願いをさせていただけますと幸甚です。
　ご協力をいただける場合は、同封の葉書におおよその人数をご記入いただき、ご返送いただきますようお願いいたします。
　後日、人数分の調査票を郵送させていただきます。
　ご多用のところ誠に恐縮ではございますが、何卒よろしくお願い申し上げます。

【研究目的】
　小児医療の現場では、幼児に対して頻繁に用いることばにオノマトペがあります。オノマトペとは、実際に存在する音に真似てことばとする擬音語や、視覚・触覚など聴覚以外の感覚印象をことばとする擬態語のことを指します。注射や採血は「チックン」、血圧測定は「シュポシュポ」などがその例となります。オノマトペは、言語能力が未熟な幼児にとって、感性的に理解できることばといえます。しかし、この感性的言語の使用実態はまだよくわかっておりません。
　そこで、今回、小児病棟に勤務する看護師以外で、オノマトペに代表される感性的言語の出現がみられるのか、小児看護学実習前後の看護学生を対象に調査を実施することにしました。
　本調査の目的は、幼児への具体的なことばモデル開発の基礎的資料を得ることにあります。
　幼児が理解できる感性的言語の説明モデルが開発されれば、医療現場において幼児への説明が容易となり、幼児自身が安心して医療を受けることに役立つものと期待されます。

【調査対象】
　本調査の対象は、看護系大学、短期大学、専門学校における学生です。
　以下に該当し、ご協力いただける学生を500名程度募っております。

● 　小児看護学実習の履修年度の看護学生

【調査期間】
　平成25年7月～平成27年3月

【調査方法】
・自記式の質問紙調査を行い、郵送にて回収させていただきます。
・小児看護学実習の前後で、各1回調査票に回答していただきます。
・各調査票の回答に要する時間は20分程度です。
・調査票の回収をもって本調査への同意が得られたこととさせていただきます。

　　　　　　　　　　　　　　　　　　　　　　　　　　　　　　　　　　　　　　裏面

【調査協力者への倫理的配慮について】
　本調査の公開は、国内外の保健医療・看護・心理系の学会で行わせていただきます。
　調査で得られた結果は、研究目的以外には使用しません。回答していただいた調査票は、データ入力時に新たに符号または番号を付けて匿名化し、対応表を作成しません。なお、調査票は、厳重に保管し、研究終了時にシュレッダー処理を行います。

　本調査にご協力いただける場合は、同封の葉書にご記入後、　　月　　日頃までにご投函くださいますようお願いいたします。
　ご多忙のところ誠に恐縮ですが、よろしくご協力のほど、お願い申し上げます。

　尚、本研究に関してご不明な点がございましたら、下記までお問い合わせください。
　また、本調査結果をご希望の方は下記メール（mishidate@soei.ac.jp）に連絡をいただければ後日お送りいたします。

　　　　　　　　　研究代表者所属：　横浜創英大学　看護学部　看護学科
　　　　　　　　　　　　　　　　　神奈川大学大学院　人間科学研究科　人間科学専攻
　　　　　　　　　　　　　　　　　臨床心理学研究領域　博士後期課程
　　　　　　氏名・職階：　　　　　　石舘　美弥子　　講師
　　　　　　連絡先：　横浜市緑区三保町1番地横浜創英大学看護学部
　　　　　　電話：　045-922-6289（直通）
　　　　　　e-mail：　mishidate@soei.ac.jp

研究B　研究2の依頼状（学生宛）

調査研究へのご協力のお願い

平成25年7月

　時下、ますますご清祥のこととお慶び申し上げます。
　今回は「医療処置を受ける幼児の対処行動を高める感性的言語の研究」を進めるにあたり、ご協力のお願いをさせていただけますと幸甚です。
【研究目的】
　小児医療の現場では、幼児に対して頻繁に用いることばにオノマトペがあります。オノマトペとは、実際に存在する音に真似てことばとする擬音語や、視覚・触覚など聴覚以外の感覚印象をことばとする擬態語のことを指します。注射や採血は「チックン」、血圧測定は「シュポシュポ」などがその例となります。オノマトペは、言語能力が未熟な幼児にとって、感性的に理解できることばといえます。しかし、この感性的言語の使用実態はまだよくわかっておりません。そこで、小児病棟に勤務する看護師以外で、オノマトペに代表される感性的言語の出現がみられるのか、小児看護学実習前後の看護学生を対象に調査を実施することにしました。
　本調査の目的は、看護学生が幼児に使用することばの実態を把握することにあります。
【研究の意義】
　看護学生が幼児に使用しているオノマトペの実態を把握することで、感性的言語を活用したことばモデル開発の基礎的資料となります。
【研究方法】
・**小児看護学実習前後の各1回**　質問紙調査を行い、郵送にて回収させていただきます。
・各調査票の回答に要する時間は20分程度です。
・**回答欄は空白のないように**　記入の方をお願いいたします。
・調査票の回収をもって本調査への同意が得られたこととさせていただきます。
【倫理的配慮】
　本調査の公開は、国内外の保健医療・看護・心理系の学会で行わせていただきます。調査で得られた結果は、研究目的以外には使用しません。
　回答いただいた調査票は厳重に保管し、研究終了時にシュレッダー処理を行います。
　本調査にご協力いただける場合は、同封の返信用封筒に密封の上、ご自身で投函していただきますようお願いいたします。
　※小児実習終了後、質問紙2部（実習前・後）を同封し、投函の方お願いいたします。

敬具

　なお、本研究に関してご不明な点がございましたら、下記までお問い合わせください。

【お問合せ先】

　　　　　　　　　　石舘　美弥子
　　　　　　　　　　横浜創英大学　看護学部　看護学科
　　　　　　　　　　住所：〒226-0015　神奈川県横浜市緑区三保町1番地
　　　　　　　　　　電話：　045-922-6289（直通）
　　　　　　　　　　e-mail：　mishidate@soei.ac.jp

研究B　研究2の教育機関との承諾書

研究への参加についての承諾書

　私は，研究計画名「医療処置を受ける幼児の対処能力を高める感性的言語の研究」に関する調査研究において，その目的と方法について充分な説明を受けました。また，本調査に協力することを承諾しなくても，私および協力を依頼された対象者である学生がなんら不利益を受けないことも確認したうえで，対象者である学生に対し依頼がなされることを承諾します。

　　　　平成　　　年　　　月　　　日

　　　　承諾者（所属・代表者名）＿＿＿＿＿＿＿＿＿＿＿＿＿＿＿＿＿＿＿＿＿＿　印

　「医療処置を受ける幼児の対処能力を高める感性的言語の研究」に関する調査研究について，説明を行い，上記のとおり承諾が得られたことを確認します。

　　　　説明日：　　　年　　　月　　　日

　　　　説明者（所属・氏名）＿＿＿＿＿＿＿＿＿＿＿＿＿＿＿＿＿＿＿＿＿＿　印

付録B　研究2の質問紙（実習前・実習後）

実習前

◎ これから、あなたは入院中の幼児（2〜5歳）に、各医療処置を実施します。
左記のイラストを見て、あなたが幼児に説明する言葉かけを書いてください。

1．バイタルサイン測定
　1）体温測定

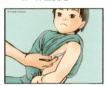
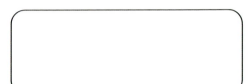

　2）脈拍測定（呼吸音聴取）

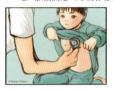
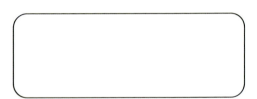

　3）酸素飽和度測定

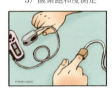
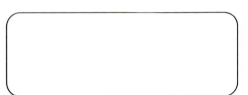

　4）血圧測定

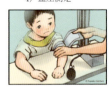
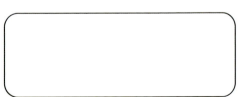

【付録】 175

2．採血

1）手（腕）を伸ばす

2）手を握る

3）駆血帯を巻く

4）アルコール綿で拭く（消毒する）

5）針を刺す

6）絆創膏を貼る

３．点滴

４．吸入療法

５．口鼻腔吸引

６．腰椎穿刺

７．骨髄穿刺

ご協力ありがとうございました。

【付録】　177

実習後

◎ これから、あなたは入院中の幼児（2〜5歳）に、各医療処置を実施します。
　左記のイラストを見て、あなたが幼児に説明する言葉かけを経験の有無に限らず書いてください。
　該当する選択肢には○をつけ、空欄には数値および記述をお願いします。見学・実施の枠の中には、実習中経験した回数を記入してください。経験しなかった場合は×と記してください。

【受持ち小児1】
1. 男　　2. 女
年齢（　　）歳（　　）ケ月
疾患（　　　　　　　　　　）

【受持ち小児2】
1. 男　　2. 女
年齢（　　）歳（　　）ケ月
疾患（　　　　　　　　　　）

2．バイタルサイン測定
　1）体温測定

見学	実施

　2）脈拍測定（呼吸音聴取）

見学	実施

　3）酸素飽和度測定

見学	実施

　4）血圧測定

見学	実施

2．採血

見学	実施

1) 手（腕）を伸ばす

2) 手を握る

3) 駆血帯を巻く

4) アルコール綿で拭く（消毒する）

5) 針を刺す

6) 絆創膏を貼る

【付録】 179

3．点滴

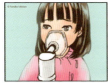

見学	実施

4．吸入療法

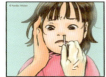

見学	実施

5．口鼻腔吸引

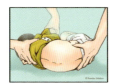

見学	実施

6．腰椎穿刺

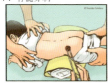

見学	実施

7．骨髄穿刺

見学	実施

◎ あなたご自身について、お尋ねします。

	質問内容	回答欄
1	何人兄弟	1）ひとりっ子 2）2人 3）3人 4）4人以上
2	ご自身は	1）長女（長男） 2）次女（次男） 3）三女（三男） 4）その他（　　　　　　　　　　）
3	子どもが好き	1）はい 2）いいえ 3）わからない
4	小児科へ就職希望	1）はい 2）いいえ 3）わからない 4）その他（　　　　　　　　　　）
5	教育課程	1）専修学校（3年課程） 2）専修学校（2年課程） 3）短期大学 4）大学 5）その他（　　　　　　　　　　）

ご協力ありがとうございました。

【付録】　181

付録C　研究3，研究4の依頼状（施設宛）

総合病院・小児専門病院・医院　　　　　　　　　　　　　　　　　平成25年10月
　施設長　様

研究協力のお願い（依頼書）

　拝啓　時下ますますご清祥のこととお慶び申し上げます。
　今回は「医療処置を受ける幼児の対処行動を高める感性的言語の研究」にあたり、ご協力のお願いをさせていただけますと幸甚です。
　ご多忙のところ誠に恐縮ではございますが、何卒よろしくお願い申し上げます。
　　　　　　　　　　　　　　　　　　　　　　　　　　　　　　　　　　　　　敬具

【研究目的】
　小児医療の現場では、幼児に対して頻繁に用いることばにオノマトペがあります。オノマトペとは、実際に存在する音に真似てことばとする擬音語や、視覚・触覚など聴覚以外の感覚印象をことばとする擬態語のことを指します。注射や採血は「チックン」、吸入療法は「モクモク」などがその例となります。オノマトペは、言語能力が未熟な幼児にとって感性的に理解できることばといえます。しかし、この感性的言語の使用実態はまだよくわかっておりません。
　そこで、今回、小児科に勤務する看護師、医師を対象に調査を実施することにいたしました。
　本調査の目的は、幼児への具体的なことばモデル開発の基礎的資料を得ることにあります。
　幼児が理解できる感性的言語の説明モデルが開発されれば、医療現場において幼児への説明が容易となり、幼児自身が安心して医療を受けることに役立つものと期待されます。

【調査対象】
　本調査の対象は、全国の病院・医院に勤務されている看護師および医師500名程度です。
　無作為選択しました各施設にてご協力いただける方を10名程度（看護師8名，医師2名）募っております。

【調査期間】
　平成25年10月～平成26年3月

【調査方法】
・無記名自記式の質問紙調査は、同封の封筒にて郵送回収させていただきます。
・調査票の回答に要する時間は20分程度です。
・調査票の回収をもって本調査への同意が得られたこととさせていただきます。

【調査協力者への倫理的配慮について】
　本調査の公開は、国内外の保健医療・看護・心理系の学会で行わせていただきます。
　調査で得られた結果は、研究目的以外には使用しません。調査票は無記名式で回答していただき、個人が特定されることはありません。なお、調査票は厳重に保管し、研究終了時にシュレッダー処理を行います。

本調査は、神奈川大学における人を対象とする研究に関する倫理審査委員会の承認を受けて行っております（承認番号：20133-3　平成25年8月30日）。

【研究資金】
本研究は、文部科学省科学研究費補助金（課題番号：24660030、種目：挑戦的萌芽研究、研究課題：医療処置を受ける幼児の対処行動を高める感性的言語の研究、研究代表者：石舘美弥子）の助成を受けております。

本調査にご協力をいただける場合は、調査票と依頼書が封入された封筒を小児科の看護師、医師に配布いただけますようお願いいたします。

［同封物］
調査票・依頼書・返信用封筒　（クリアファイルにセット）　10部

ご多忙のところ誠に恐縮ではございますが、本調査の趣旨をご理解いただき、ご協力を賜りますようお願い申し上げます。

なお、本研究に関してご不明な点がございましたら、下記までお問い合わせください。

【お問合せ先】
研究代表者：石舘美弥子
所属：横浜創英大学看護学部
住所：〒226-0015　神奈川県横浜市緑区三保町1番地
電話＆Fax：045-922-6289（直通）
e-mail：mishidate@soei.ac.jp

付録C　研究3，研究4の依頼状（対象者宛）

調査研究へのご協力のお願い

平成25年10月

拝啓　時下ますますご清祥のこととお慶び申し上げます。
　今回は「医療処置を受ける幼児の対処行動を高める感性的言語の研究」を進めるにあたり、ご協力のお願いをさせていただけますと幸甚です。

【研究目的】
　小児医療の現場では、幼児に対して頻繁に用いることばがあります。それは、オノマトペ（擬音語・擬態語）に代表される感性的言語です。感性的言語とは、聞き手に強く感覚イメージを喚起させるような性質を持つことばであり、注射や採血は「チックン」、吸入療法は「モクモク」などがその例となります。しかし、この感性的言語の使用実態はまだよくわかっておりません。そこで、今回、小児科に勤務する看護師、医師を対象に調査を実施することにしました。
　本調査の目的は、幼児への具体的なことばモデル開発の基礎的資料を得ることにあります。

【研究の意義】
　幼児が理解できる感性的言語の説明モデルが開発されれば、医療現場において幼児への説明が容易となり、幼児自身が安心して医療を受けることに役立つものと期待されます。

【研究方法】
・無記名自記式の質問紙調査を行い、郵送にて回収させていただきます。
・調査票の回答に要する時間は20分程度です。
・調査票の回収をもって本調査への同意を得られたこととさせていただきます。

【倫理的配慮】
　本調査の公開は、国内外の保健医療・看護・心理系の学会で行わせていただきます。調査で得られた結果は、研究目的以外には使用しません。回答いただいた調査票は厳重に保管し、研究終了時にシュレッダー処理を行います。

【研究資金】
　本研究は、文部科学省科学研究費補助金（課題番号：24660030、種目：挑戦的萌芽研究、研究課題：医療処置を受ける幼児の対処行動を高める感性的言語の研究、研究代表者：石舘美弥子）の助成を受けております。

　本調査にご協力いただける場合は、2週間以内に同封の返信用封筒にてご返送いただければ幸いです。ご多忙のところ誠に恐縮ではございますが、よろしくご協力のほど、お願い申し上げます。

敬具

　なお、本研究に関してご不明な点がございましたら、下記までお問い合わせください。

【お問合せ先】　　研究代表者：石舘　美弥子
所属：横浜創英大学　看護学部
住所：〒226-0015　神奈川県横浜市緑区三保町1番地
電話：045-922-6289（直通）
e-mail：mishidate@soei.ac.jp

付録C　研究3．研究4の質問紙

医療処置を受ける幼児の対処能力を高める感性的言語に関する質問紙調査

本研究での用語は次のように定義しております。
この定義を念頭においてご記入をお願い致します。

「小児医療オノマトペ」
　小児医療現場において、対幼児に使用していることばであり、実際に存在する音に真似てことばとする擬音語や、視覚・触覚など聴覚以外の感覚印象をことばとする擬態語、および、擬音語・擬態語に類似した形を持つ表現の総称とします。
　採血を「チックン」、消毒を「ヒンヤリ」、聴診を「モシモシ」、起き上がることを「オッキ」、手洗いを「キレイキレイ」という表現が例として挙げられます。
・調査用紙は7ページあります。
・質問紙の記入時間はおよそ20分を予想しています。
・ご記入は、記入漏れや記載間違いがないかをご確認の上、同封の返信用封筒に入れて

　　　　2週間以内に ご返送いただきますよう
　　　　　　よろしくお願い致します。

Ⅰ. あなたが、初めて採血を受ける、2～5歳の幼児に説明している「ことば」についてお尋ねします。
下記の全ての「ことば」を読み、該当する番号に○をつけてください。
また、(　　　　)に内容を記入してください。

採血の実施手順にそって、順番にお聞きします。

1.「椅子に座る」をどのように表現していますか？

			全く使わない	余り使わない	時々使う	よく使う
1	「椅子に座る」を	シャンコする	1	2	3	4
2		すわる（座る）	1	2	3	4
3		エンコする	1	2	3	4
4		トンする	1	2	3	4
5		（椅子を指さし）どうぞ	1	2	3	4
6		ペタンする	1	2	3	4
7		チョコンする	1	2	3	4
8		その他、普段使っている「ことば」がありましたら、具体的に書いてください。（　　　　　　　　　　　）				

2.「ベッドに寝る」をどのように表現していますか？

			全く使わない	余り使わない	時々使う	よく使う
1	「ベッドに寝る」を	ゴロンする	1	2	3	4
2		よこになる（横になる）	1	2	3	4
3		ねる（寝る）	1	2	3	4
4		ネンコする	1	2	3	4
5		ネンネする	1	2	3	4
6		うえむく（上向く）	1	2	3	4
7		てんじょうみる（天井見る）	1	2	3	4
8		やすむ（休む）	1	2	3	4
9		その他、普段使っている「ことば」がありましたら、具体的に書いてください。（　　　　　　　　　　　）				

3.「手（腕）を伸ばす」をどのように表現していますか？

1	「手（腕）」を	てって	1	2	3	4
2		おてて	1	2	3	4
3		て（手）	1	2	3	4
4		うで（腕）	1	2	3	4
5		その他、普段使っている「ことば」がありましたら、具体的に書いてください。（　　　　　　　　　　　）				

			よく使う	時々使う	余り使わない	全く使わない
1	「伸ばす」を	ピーンする	1	2	3	4
2		のばす（伸ばす）	1	2	3	4
3		まっすぐする	1	2	3	4
4		だす（出す）	1	2	3	4
5		ニュッとする	1	2	3	4
6		（手を）ちょうだい	1	2	3	4
7		その他、普段使っている「ことば」がありましたら、具体的に書いてください。				

●「手（腕）を伸ばす」を<u>まとめて</u>表現する「ことばかけ」がありましたら、具体的に書いてください。

8	

4．「手を握る」をどのように表現していますか？

1	「手を握る」を	グーする	1	2	3	4
2		ギュッする	1	2	3	4
3		ギューする	1	2	3	4
4		にぎる（握る）	1	2	3	4
5		ニギニギする	1	2	3	4
6		あくしゅする（握手する）	1	2	3	4
7		その他、普段使っている「ことば」がありましたら、具体的に書いてください。				

5．「駆血帯を巻く」をどのように表現していますか？

1	「駆血帯」を	ゴム	1	2	3	4
2		パッチン	1	2	3	4
3		くけつたい（駆血帯）	1	2	3	4
4		ギュッてなるの	1	2	3	4
5		きついの	1	2	3	4
6		その他、普段使っている「ことば」がありましたら、具体的に書いてください。				

			全く使わない	余り使わない	時々使う	よく使う
1	「巻く」を	マキマキする	1	2	3	4
2		まく（巻く）	1	2	3	4
3		ギューする	1	2	3	4
4		ギュッする	1	2	3	4
5		その他、普段使っている「ことば」がありましたら、具体的に書いてください。 [　　　　　　　　　　　　　　　　　　　　　]				

● 「駆血帯を巻く」をまとめて表現する「ことばかけ」がありましたら、具体的に書いてください。

6	

6．「アルコール綿で拭く（消毒する）」
　　　　　　をどのように表現していますか？

			全く使わない	余り使わない	時々使う	よく使う
1	「アルコール綿」を	アルコール綿	1	2	3	4
2		アルコール	1	2	3	4
3		スーッとするの	1	2	3	4
4		キレイキレイ	1	2	3	4
5		冷たいの	1	2	3	4
6		ヒンヤリするの	1	2	3	4
7		その他、普段使っている「ことば」がありましたら、具体的に書いてください。 [　　　　　　　　　　　　　　　　　　　　　]				

			全く使わない	余り使わない	時々使う	よく使う
1	「拭く」を	キレイキレイする	1	2	3	4
2		ふく（拭く）	1	2	3	4
3		フキフキする	1	2	3	4
4		しょうどくする（消毒する）	1	2	3	4
5		ヒンヤリする	1	2	3	4
6		（ばいきんなど）ナイナイする	1	2	3	4
7		その他、普段使っている「ことば」がありましたら、具体的に書いてください。 [　　　　　　　　　　　　　　　　　　　　　]				

7. 「針を刺す」をどのように表現していますか？

	「針」を		全く使わない	余り使わない	時々使う	よく使う
1		トンボさん	1	2	3	4
2		はり（針）	1	2	3	4
3		はりさん	1	2	3	4
4		チックン	1	2	3	4
5		その他、普段使っている「ことば」がありましたら、具体的に書いてください。[　　　　　]				

	「刺す」を					
1		チックンする	1	2	3	4
2		チクンとする	1	2	3	4
3		チクリとする	1	2	3	4
4		チクッとする	1	2	3	4
5		さす（刺す）	1	2	3	4
6		チクチクする	1	2	3	4
7		イタイイタイする	1	2	3	4
8		その他、普段使っている「ことば」がありましたら、具体的に書いてください。[　　　　　]				

8. 「血液を採る」をどのように表現していますか？

	「血液」を					
1		ちっち	1	2	3	4
2		ち	1	2	3	4
3		けつえき（血液）	1	2	3	4
4		あか（赤）	1	2	3	4
5		その他、普段使っている「ことば」がありましたら、具体的に書いてください。[　　　　　]				

	「採る」を					
1		とる（採る）	1	2	3	4
2		グリグリする	1	2	3	4
3		キューンする	1	2	3	4
4		ギューッする	1	2	3	4
5		けんさする	1	2	3	4
6		その他、普段使っている「ことば」がありましたら、具体的に書いてください。[　　　　　]				

9.「手を開く」をどのように表現していますか?

	「開く」を		全く使わない	余り使わない	時々使う	よく使う
1		パーする	1	2	3	4
2		ひらく(開く)	1	2	3	4
3		らくにする(楽にする)	1	2	3	4
4		あける	1	2	3	4
5		その他、普段使っている「ことば」がありましたら、具体的に書いてください。 [ ]				

10.「駆血帯を外す」をどのように表現していますか?

	「外す」を					
1		とる	1	2	3	4
2		はずす(外す)	1	2	3	4
3		ナイナイする	1	2	3	4
4		その他、普段使っている「ことば」がありましたら、具体的に書いてください。 [ ]				

11.「絆創膏を貼る」をどのように表現していますか?

	「絆創膏」を					
1		カット判	1	2	3	4
2		シール	1	2	3	4
3		テープ	1	2	3	4
4		ばんそうこう(絆創膏)	1	2	3	4
5		ペタペタ	1	2	3	4
6		ペッタン	1	2	3	4
7		その他、普段使っている「ことば」がありましたら、具体的に書いてください。 [ ]				

	「貼る」を					
1		ペッタンする	1	2	3	4
2		ペッタンコする	1	2	3	4
3		はる(貼る)	1	2	3	4
4		その他、普段使っている「ことば」がありましたら、具体的に書いてください。 [ ]				

● 「絆創膏を貼る」をまとめて表現する「ことばかけ」がありましたら、具体的に書いてください。

5	

Ⅱ．これまでの質問項目に、幼児に対して使用している「チックン」「キレイキレイ」といった「小児医療オノマトペ」について、お聞きします。
※　さまざまな医療処置場面で（採血に限らず）、あなたが幼児に対応している状況を思い出し、回答してください。

		全然そう思わない	余りそう思わない	ややそう思う	とてもそう思う
1	意識して使っている	1	2	3	4
2	意識しないで使っている	1	2	3	4
3	自然に話している	1	2	3	4
4	積極的に使っている	1	2	3	4
5	意図的に使っている	1	2	3	4
6	よく使っている	1	2	3	4
7	自分の周囲が使っているから使用している	1	2	3	4
8	自分が子どもの頃、母親が使用していたことばを使っている	1	2	3	4
9	自分が子どもの頃、父親が使用していたことばを使っている	1	2	3	4
10	幼児の母親のことばを真似ている	1	2	3	4
11	幼児の父親のことばを真似ている	1	2	3	4
12	先輩（医師・看護師）から教わって使っている	1	2	3	4
13	本（絵本など）の影響を受けて使用している	1	2	3	4
14	テレビの影響を受けて使用している	1	2	3	4
15	幼児に有用なことばである	1	2	3	4
16	幼児にわかりやすいことばである	1	2	3	4
17	幼児の安心に繋がることばである	1	2	3	4
18	幼児にとって医療処置の苦痛を軽減することばである	1	2	3	4
19	幼児が理解できることばである	1	2	3	4
20	幼児の主体的な対処行動を高めることばである	1	2	3	4
21	幼児の笑顔を増やすことばである	1	2	3	4
22	幼児への説明には必要なことばである	1	2	3	4

Ⅲ．幼児に使用する「小児医療オノマトペ」について、あなたが考える「長所」と「短所」を書いてください。

長所：

短所：

Ⅳ．あなたご自身についてお尋ねします。以下の表の（　　）に数字、または、具体的内容を記入してください。選択肢のあるものは該当するものに〇をつけてください。

	質問内容	回答欄
1	性別	1）男性　　2）女性
2	年齢（※年代でお答え下さい）	1）20歳代　　2）30歳代 3）40歳代　　4）50歳代以上
3	ご自身のお子さんの数	1）0人　　2）1人 3）2人　　4）3人以上
4	ご自身のお子さんの年齢 （※3の回答が2）〜4）の場合）	（　　）歳・（　　）歳・（　　）歳 （　　）歳・（　　）歳・（　　）歳 （　　）歳・（　　）歳・（　　）歳
5	出身地（都道府県でお答えください）	（　　　　　　　　　　）都・道・府・県
6	現在、お住まいの地域（都道府県でお答えください）	（　　　　　　　　　　）都・道・府・県
7	所属施設の所在地（都道府県でお答えください）	（　　　　　　　　　　）都・道・府・県
8	臨床経験年数（※非常勤経験年数を除く）	（　　）年（　　）ケ月
9	小児科の臨床経験年数（※非常勤経験年数を除く）	（　　）年（　　）ケ月
10	その他の臨床経験の有無	1）なし　　2）あり
11	その他の臨床経験の勤務科（※ありの場合）	（　　　　　　　　　　　　　　　）
12	所属する施設の種類	1）総合病院　　2）大学病院 3）小児専門病院　　4）クリニック 5）その他（　　　　　　　　　）
13	所属する施設での職種	1）看護師　　2）助産師 3）保健師　　4）医師 5）その他（　　　　　　　　　）
14	所属する施設での職位	1）スタッフ（または準ずる名称） 2）主任（または準ずる名称） 3）師長（または準ずる名称） 4）その他（　　　　　　　　　）
15	保有する資格 （※該当するもの全てに〇をしてください）	1）看護師　　2）助産師 3）保健師　　4）保育士 5）医師 6）HPS（ホスピタル・プレイ・スペシャリスト） 7）CLS（チャイルド・ライフ・スペシャリスト） 8）その他（　　　　　　　　　）

ご協力ありがとうございました。

付録D　研究5の施設への依頼状

平成26年7月2日

日本赤十字社　武蔵野赤十字病院
小児科部長　大柴　晃洋様

「オノマトペ」研究協力のお願い

　拝啓　時下ますますご清祥のこととお慶び申し上げます。
　このたび、「採血を受ける幼児の対処能力を高めるオノマトペの研究」を進めるにあたり、ご協力いただければ大変幸いと存じます。

【研究目的】
　「オノマトペ」とは擬音語や擬態語の総称を意味します。これらは日常生活の中でよく使われ、電子レンジで温めることを「チンする」、玄関のベルを押すことを「ピンポン」、拍手を「パチパチ」、ガラスが割れる音を「ガチャン」など枚挙にいとまがありません。
　小児医療の現場でも頻繁に使われる「オノマトペ」があります。注射や採血を「チックン」、吸入の際に「モクモクしようね」などが該当します。「オノマトペ」は、言語能力の未熟な幼児にとっては感性的に理解できることばといえます。しかし、その有効性についてはまだよくわかっておりません。私はこれまで医師、看護師を対象に「オノマトペ」の使用実態を調査してきました。
　そこで今回、「オノマトペ」が真に幼児にとって有効なことばであるのか、小児医療の現場で実証研究を実施したいと考えております。

【調査対象】
　小児外来で、採血を受ける3歳から6歳の幼児とその保護者、採血実施の際に幼児に説明される医療従事者（医師ないし看護師）を対象としております。
　ご協力いただける幼児とその保護者の方を40組程度（オノマトペ使用群20名、対照群20名）、および採血実施の際に幼児に説明される医療従事者10名程度を募っております。

【研究期間】　平成26年8月～平成27年1月
【研究方法】　オノマトペ使用群と対照群の2群間を比較してその有効性の検証を行います。

　研究の詳細に関しまして別紙添付させていただきます。ご不明な点がございましたら、下記までお問合せください。
　ご多忙のところ誠に恐縮ではございますが、なにとぞご高配くださいますようよろしくお願い申し上げます。

敬具

【お問合せ先】　石舘美弥子
　　　　　　　横浜創英大学看護学部
　　　　　　　〒226-0015　神奈川県横浜市緑区三保町1番地
　　　　　　　Tel&Fax 045-922-6289（直通）
　　　　　　　E-mail mishidate@soei.ac.jp

「採血を受ける幼児の対処能力を高めるオノマトペの研究」

横浜創英大学看護学部
石舘　美弥子

【研究方法】
　幼児が採血で感じた痛みの主観的、客観的評価、対処行動を、オノマトペ使用群とオノマトペ未使用群の2群間で比較することにより有効性の検証を行う。

【調査項目】
1．採血前後における幼児の評価
1）基本データ
　① 基本属性として子どもの性別、年齢、診断名を診療録より記録する。
　② 調査時の採血理由、血液採取量、針の種類、穿刺部位、穿刺体位、穿刺回数、保護者のかかわりについて観察して記録する。

2）主観的評価
　① Face Rating Scale（FRS）
　　採血に対する子どもの苦痛の程度を主観的に評価するため、Wong & Baker（1988）が作成した主観的評価法を使用する。この尺度は、顔の表情によって痛みの程度をアセスメントするための測定具であり、3歳から18歳までの小児に広く使用されている。0点から5点までの得点がつけられる。得点が高いほど、痛みが強いことを示す。採血後で最も当てはまる顔を子どもに選んでもらう。

3）客観的評価
　① FLACC（Face, Legs, Activity, Cry, Consolability）Behavioral Scale
　　採血前後の痛みを客観的に評価するため、Merkel, Voepel-Lewis, Shayevitz, & Malviya（1977）が開発した行動スコアを使用します。5つのカテゴリー（表情・足の動き・活動性・泣き方・あやしやすさ）の項目ごとに0から3点の得点がつけられ、得点が高いほど痛みや不安，恐れが強いことを示します。

　② 反応潜時
　　採血に対する子どもの主体的な対処行動を評価するため、Bijou（1996）による反応潜時を使用する。反応潜時とは、特定の刺激が生じてから反応が起きるまでの経過時間を指すものであり、行動の強さを表す。ストップウォッチを用いて、医療従事者の説明後、子どもが自ら手を出すまで、または注射針刺入時までの時間を測定する。

4）生理学的評価
　① 経皮的酸素飽和度モニター
　　採血に対する子どもの状態を生理学的に評価するため、心拍数、酸素飽和度を測定する。

2．保護者への質問紙調査
1）子どもの属性
　子どもの過去の入院経験の有無、採血経験の有無、採血経験回数、最終採血時期、採血以外で経験したことがある過去の強い痛みについて

2）保護者の理解・不安の程度
　子どもの痛みを伴う処置に対する保護者の理解の程度や不安の程度を把握する目的で、質問紙調査（佐藤　塩飽、2007）を行う。内容は、子どもの採血に対する保護者の理解と不安の程度、子どもの病気に対する保護者の理解と不安の程度を4段階尺度で回答を求める。

3．採血実施者への質問紙調査
1）小児医療オノマトペ活用評価尺度
　採血場面でオノマトペを用いた説明に対するイメージを測定する目的で、研究者が開発した尺度で回答を求める。

【採血の説明内容】
　幼児への説明は次の2種類です。
　採血実施者には、研究者より、①オノマトペ使用群、または、②オノマトペ未使用群のいずれかの説明をご依頼します。

①　幼児用のオノマトペことばモデルを用いる場合（オノマトペ使用群）
> これからチックンするね。ここに座ってね（ゴロンしてね）。おてて、ピーンできる？／おてて、グーできる？ギュッてマキマキするね。これでキレイキレイするね。チックンするね。おててパーしてね。ペッタンするね。終わったよ。ありがとう。

②　幼児用のオノマトペことばモデルを用いない場合（オノマトペ未使用群）
> これから血を採るね。ここに座ってね（寝てね）。手を伸ばしてくれる？／手を握ってくれる？ひも（駆血帯）で巻くね。これで拭くね。針を刺すね。手を開いてね。絆創膏を貼るね。終わったよ。ありがとう。

【研究協力者への倫理的配慮について】
　本研究の公開は、国内外の保健医療・看護・心理系の学会で行わせていただきます。
得られた結果は、研究目的以外には使用しません。調査票は無記名式で回答していただき、個人が特定されることはありません。なお、調査票は厳重に保管し、研究終了時にシュレッダー処理を行います。
本研究は、神奈川大学における人を対象とする研究に関する倫理審査委員会の承認を受けて行っております（承認番号：2013-3　平成25年8月30日）。

【研究資金】
　本研究は、文部科学省科学研究費補助金（課題番号：24660030、種目：挑戦的萌芽研究、研究課題：医療処置を受ける幼児の対処能力を高める感性的言語の研究、研究代表者：石舘美弥子）の助成を受けております。

付録D　研究5の医療従事者への依頼状

医療従事者の方へ

「オノマトペ」研究協力のお願い

　このたび、「採血を受ける幼児の対処能力を高めるオノマトペの研究」を進めるにあたり、ご協力いただければ大変幸いと存じます。

【研究目的】
　「オノマトペ」とは擬音語や擬態語の総称を意味します。これらは日常生活の中でよく使われ、電子レンジで温めることを「チンする」、玄関のベルを押すことを「ピンポン」、拍手を「パチパチ」、ガラスが割れる音を「ガチャン」など枚挙にいとまがありません。
　小児医療の現場でも頻繁に使われる「オノマトペ」があります。注射や採血を「チックン」、吸入の際に「モクモクしようね」などが該当します。「オノマトペ」は、言語能力が未熟な幼児にとっては感性的に理解できることばといえます。しかし、その有効性についてはまだよくわかっておりません。私はこれまで医師、看護師を対象に「オノマトペ」の使用実態を調査してきました。
　そこで今回、「オノマトペ」が真に幼児にとって有効なことばであるのか、小児医療の現場で実証研究を実施したいと考えております。

【調査対象】
　小児外来で、採血を受ける3歳から6歳の幼児とその保護者、採血実施の際に幼児に説明される医師ないし看護師の方々を対象としております。
ご協力いただける幼児とその保護者の方を40組程度（オノマトペ使用群20名、オノマトペ未使用群20名）、および採血実施の際に幼児に説明される医療従事者10名程度を募っております。

【研究期間】　平成26年8月～12月

【研究方法】　オノマトペ使用群とオノマトペ未使用群の2群間を比較してその有効性の検証を行います。

【倫理的配慮】
・この研究に参加することに同意しない場合でも何ら不利益を被ることはありません。また、一旦同意した後でも、いつでも参加を取り消すことができます。
・結果を学会や学術雑誌などに発表することがありますが、その時には個人を特定できないようにし、個人情報は保護いたします。
・情報は厳重に管理し、研究の目的以外には一切使用いたしません。また、研究の終了をもちまして、データなどの資料は破棄いたします。
・本研究は、研究代表者の所属機関の承認を受けて行っております。

◆医療従事者の皆様にご協力いただきたいことは以下になります。
▼研究者が採血前後において評価する項目は次の内容です▼
※これらの評価に関しましては、私または共同研究者が立ち会い評価させていただく所存です。

4．採血前後における幼児の評価
5）基本データ収集
　子どもの性別、年齢、診断名、採血理由、血液採取量、注射針の種類、穿刺部位、穿刺体位、穿刺回数、保護者のかかわりについて記録します。なお、幼児の氏名は記載しません。
6）主観的評価
① Face Rating Scale（FRS）
　採血に対する子どもの苦痛の程度を主観的に評価するため、Wong & Baker（1988）が作成した主観的評価法を使用します。0点から5点までの得点がつけられ、得点が高いほど、痛みが強いことを示します。採血後で最も当てはまる顔を子どもに選んでもらいます。

裏面があります

7）客観的評価
　　①　FLACC（Face, Legs, Activity, Cry, Consolability）Behavioral Scale
　採血前後の痛みを客観的に評価するため、Merkel, Voepel-Lewis, Shayevitz, & Malviya（1977）が開発した行動スコアを使用します。5つのカテゴリー（表情・足の動き・活動性・泣き方・あやしやすさ）の項目ごとに0から3点の得点がつけられ、得点が高いほど痛みや不安、恐れが強いことを示します。
　　②　反応潜時
　採血に対する子どもの主体的な対処行動を評価するため、Bijou（1996）による反応潜時を使用します。反応潜時とは特定の刺激が生じてから反応が起きるまでの経過時間を指し、行動の強さを表します。ストップウオッチを用いて、医療従事者の説明後、子どもが自ら手を出すまで、または注射針刺入時までの時間を測定します。
8）生理学的評価
　　①　経皮的酸素飽和度モニターにて、心拍数、酸素飽和度を測定します。
5．保護者への質問紙調査
　子どもの過去の採血経験の有無、採血経験回数、最終採血時期、採血以外で経験したことがある過去の強い痛み、保護者の理解・不安の程度などについて尋ねます。

▼採血前の幼児への説明をお願いいたします▼

　幼児への説明内容は次の2種類です。採血実施者の方には、予め、いずれか1つをご依頼します。
③　オノマトペ使用群

> これからチックンするね。ここに座ってね（ゴロンしてね）。おてて、ピーンできる？／おてて、グーできる？ギュッてマキマキするね。これでキレイキレイするね。チックンするね。おててパーしてね。ペッタンするね。終わったよ。ありがとう。

④　オノマトペ未使用群

> これから血を採るね。ここに座ってね（寝てね）。手を伸ばしてくれる？／手を握ってくれる？ひも（駆血帯）で巻くね。これで拭くね。針を刺すね。手を開いてね。絆創膏を貼るね。終わったよ。ありがとう。

　　　※この説明に関しましても、私または共同研究者が傍らで補足説明させていただく所存です。

▼質問紙調査への回答をお願いいたします▼

　小児医療オノマトペ活用評価尺度という質問紙です。これは採血場面でオノマトペを用いた説明に対するイメージを測定する目的で、研究者が開発した尺度です。

この文書と口頭での説明を受け、ご協力いただける場合は添付の同意書にご署名をお願いいたします。ご不明な点がございましたら、下記までお問い合わせください。

【お問合せ先】　　石舘　美弥子　（横浜創英大学看護学部講師）
〒226‐0015　神奈川県横浜市緑区三保町1番地
Tel&Fax 045-922-6289（直通）
E-mail mishidate@soei.ac.jp

【付録】 197

付録D 研究5の対象者（保護者）への依頼状

保護者の方へ

「オノマトペ」調査協力のお願い

　「オノマトペ」とはギリシャ語やフランス語から来た言葉で、擬音語や擬態語の総称を意味します。たとえば、日常生活では、電子レンジを「チンする」、拍手を「パチパチ」、ガラスが割れると「ガチャン」、雷を「ゴロゴロ」などいっぱいあります。
　病院でも受診されると「モシモシしようね」、注射や採血を「チックンするよ」、吸入の際に「モクモクしようね」などよく使われています。「オノマトペ」は、言語発達が十分でない幼児にとっては理解しやすいことばといえます。
　そこで今回、「オノマトペ」が真に幼児にとって有効なことばであるのか、調査したいと存じます。

【調査の方法】
　採血を受ける3～6歳のお子様とその保護者の方を対象に、「オノマトペ」を用いた説明を受けた場合と受けなかった場合に分けて、その効果を比較します。

　つきまして、ご協力していただきたい内容は以下のとおりです。

【保護者の方へ】
　※　簡単な質問紙にご記入していただきます。
【お子様へ】
　※　指先に付ける簡単な道具で、お子様の心拍数を測定します。
　※　採血により感じた痛みの程度を、笑顔から泣き顔までの6つの顔のイラストから、お子様に1つ選んでいただきます。
【具体的実施方法】
　※　採血前後の痛みの評価として、二つのグループに分けてお子様の様子（表情、手足の動き、泣き方など）を私どもが観察いたします。

▼採血に際して二つのグループ▼

① 幼児用のオノマトペことばを用いた説明を行うグループ
> これからチックンするね。　ここに座ってね（ゴロンしてね）。　おててピーンできる？　／
> おててグーできる？ギュッとマキマキするね。これでキレイキレイするね。チックンするね。
> おててパーしてね。　ペッタンするね。　終わったよ。　ありがとう。

② 幼児用のオノマトペことばを用いないグループ
> これから血を採るね。　ここに座ってね（寝てね）。　手を伸ばしてくれる？／
> 手を握ってくれる？　　ひもで巻くね。　これで拭くね。　　針を刺すね。
> 手を開いてね。　絆創膏を貼るね。　終わったよ。　ありがとう。

裏面があります

【倫理的配慮】
・この調査でお子様を拘束したり、薬物等を使用したりすることは一切ありません。担当者は安全性の配慮を十分いたします。
・調査への途中であっても内容や方法などについてご不審な点がある場合は、遠慮なく担当者にお声かけください。また、説明の途中や開始後であっても調査への不参加をお申し出いただけます。
・個人のプライバシーに関することは保護されます。個人を識別する情報は一切使用しません。
・情報について厳重に管理し、調査の目的以外には使用いたしません。また、調査の終了をもちまして、データなどの資料は破棄いたします。
・この研究は、調査代表者の所属機関の承認を受けて行っております。

説明者氏名　_____

　この説明を聞かれた後、ご協力いただける場合は同意書にお手数ではございますがご署名をお願いいたします。

　　　　　　　調査責任者：　石舘　美弥子（横浜創英大学看護学部講師）
　　　　　　　　　　〒226-0015　神奈川県横浜市緑区三保町1番地
　　　　　　　　　　Tel&Fax 045-922-6289（研究室直通：平日9:00～17:00）
　　　　　　　　　　　　045-575-0103（夜間・休日）

付録D　研究5の同意書

機関および研究協力者保管用

研究への参加についての同意書

　私は，研究計画名「採血を受ける幼児の対処行動を高めるオノマトペの研究」に関する研究において，その目的と方法について充分な説明を受けました。

① 研究の目的
② 研究の方法
③ 研究への参加予定期間
④ 予想される臨床上の利益や危険性または不便
⑤ 研究への参加は協力者の自由意思によるものであり，研究への参加を随時拒否・撤回できること，また，これによって協力者が不利な扱いを受けないこと
⑥ データの管理には細心の注意を払うこと
⑦ 結果の公表の仕方について，また，結果が公表される場合であっても，協力者のプライバシーは保全されること
⑧ 研究責任者の氏名・職名・連絡先

上記内容を十分に理解し，承知した上で，自ら本研究に参加することに同意いたします。

説明日：　　　年　　　月　　　日

説明者：　　＿＿＿＿＿＿＿＿＿＿＿＿＿＿＿＿＿＿＿＿

説明者所属：＿＿＿＿＿＿＿＿＿＿＿＿＿＿＿＿＿＿＿＿

同意年月日：　　　年　　　月　　　日

研究協力者：＿＿＿＿＿＿＿＿＿＿＿＿＿＿＿＿＿＿＿＿

本同意書は，研究協力者と研究責任者が一部ずつ保管する。

付録D　研究5の調査手順

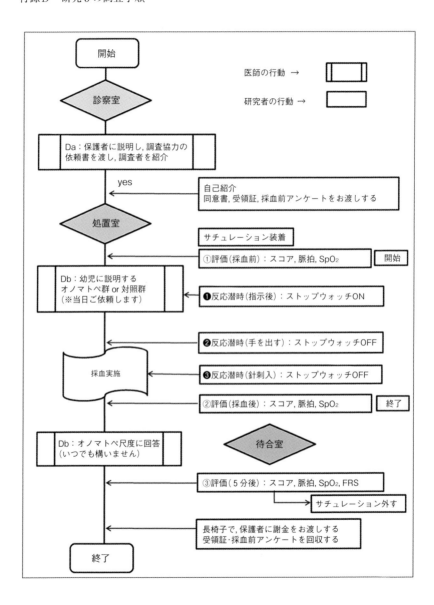

【付録】 201

付録D　研究5の保護者への調査票（採血前）

採血前アンケート

◆ お子様が採血される件に関してお尋ねします。
　　選択肢について当てはまるものに○を、記述が必要なものは（　　）にご記入ください。

1）お子様は過去に入院された経験はありますか？　①なし②1回③2回④3回以上

2）お子様は過去に採血された経験はありますか？　①なし②1回③2回④3回以上

3）お子様が最後に採血された時期は　　平成（　　）年（　　）月（　　）日

4）お子様は過去に採血以外で強い痛みの経験はありますか？　①　なし　　②　あり

　　　① ありと回答された方は、痛みの経験について具体的にご記入ください。
　　　[　　　　　　　　　　　　　　　　　　　　　　　　　　　　　　]

◆ お子様の採血に対して、保護者の方にお尋ねします。

1）あなたは、お子様の　　①　母親　②　父親　③　祖母　④　祖父　⑤　その他（　　　　　　）

2）あなたは、お子様が検査のために採血が必要という説明を聞いて

| 十分理解している | 大体理解している | あまり理解していない | ほとんど理解していない |
| 1 | 2 | 3 | 4 |

3）あなたは、お子様の採血に対して

| とても不安 | 少し不安 | あまり不安はない | ほとんど不安はない |
| 1 | 2 | 3 | 4 |

4）　　あなたは、お子様の病気に対して

| 十分理解している | 大体理解している | あまり理解していない | ほとんど理解していない |
| 1 | 2 | 3 | 4 |

5）　　あなたは、お子様の病気に対して

| とても不安 | 少し不安 | あまり不安はない | ほとんど不安はない |
| 1 | 2 | 3 | 4 |

　　　　　　　　　　　　　　　　　　　　　　　　ご協力ありがとうございました。

付録D 研究5の主観的評価スコア（Wong - Baker FACES Pain Rating Scale）

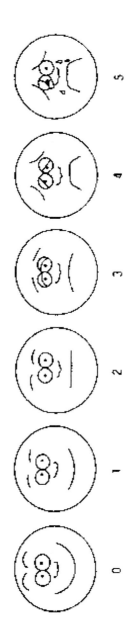

付録D　研究5の採血実施者への調査票

小児医療オノマトペ活用評価尺度

　幼児に対して使用している「チックン」「キレイキレイ」といった「小児医療オノマトペ」についてお聞きします。さまざまな医療処置場面で、あなたが幼児に対応している状況を思い出し、当てはまるところに○をつけてください。

	全然そう思わない	あまりそう思わない	ややそう思う	とてもそう思う
1．幼児にわかりやすいことばである	1	2	3	4
2．幼児の父親のことばを真似ている	1	2	3	4
3．幼児に有用なことばである	1	2	3	4
4．幼児への説明には必要なことばである	1	2	3	4
5．幼児の母親のことばを真似ている	1	2	3	4
6．幼児の安心に繋がることばである	1	2	3	4
7．自分が子どもの頃，父親が使用していたことばを使っている	1	2	3	4
8．幼児が理解できることばである	1	2	3	4
9．よく使っている	1	2	3	4
10．自分が子どもの頃，母親が使用していたことばを使っている	1	2	3	4
11．幼児の主体的な対処行動を高めることばである	1	2	3	4
12．テレビの影響を受けて使用している	1	2	3	4
13．幼児にとって医療処置の苦痛を軽減することばである	1	2	3	4
14．本（絵本など）の影響を受けて使用している	1	2	3	4
15．幼児の笑顔を増やすことばである	1	2	3	4
16．積極的に使っている	1	2	3	4

項目1，3，4，6，8，9，11，13，15，16は「オノマトペに対する肯定的イメージ」
項目2，5，7，10，12，14は「オノマトペの獲得意識」
採点方法は，各尺度で項目の素点を単純加算して下位得点とする．

付録D 研究5の調査フォーム

調査フォーム

No		調査年月日	年　　　月　　　日（　　）
性別	1．男　　2．女	年齢	歳　　　か月
診断名		採血理由	
血液採取量	ml	穿刺部位	1．肘静脈　2．手背静脈　3．足背静脈　4．その他（　　）
注射針の種類	1．直針　2．翼状針　3．留置針　　G	穿刺体位	1．仰臥位　2．座位　3．その他（　　）
穿刺回数	回	穿刺者	1．医師　2．看護師　3．その他（　　）
保護者のかかわり	1．処置に入る　2．かたわらで見守る　3．介入なし　4．その他（　　）		

開始時間　　　　：	終了時間　　　　：

	項目	判定	スコア	採血前 説明前	採血後 絆創膏	採血後 5分
FRS	顔	（顔スケール 0〜5）	0〜5			
生理指標	脈拍数（回/分）					
	酸素飽和度（％）					
行動強度	反応潜時：指示してからの時間（秒）説明後，手を出すまで，あるいは採血針刺入までの時間		手を出す			
			針刺入			
気づいたこと：						

	行動	判定	スコア	採血前 説明前	採血後 絆創膏	採血後 5分
F L A C C	表情	・表情の異常なし，または笑顔 ・時々顔をゆがめる，しかめっ面をする，視線が合わない，関心を示さない ・頻回またはずっと下顎を震わせる，歯をくいしばる	0 1 2			
	足の動き	・正常な姿勢でいる，リラックスしている ・落ち着かない，じっとしていない，緊張している ・蹴る，足を抱え込む	0 1 2			
	活動性	・おとなしく横になっている，正常な姿勢でいる，容易に動くことができる ・もだえている，前後に体を動かず，緊張している ・反り返る，硬直，けいれんしている	0 1 2			
	泣き方	・泣いていない（起きているか眠っているかにかかわらず） ・うめき声またはしくしく泣いている，ときどき苦痛を訴える ・泣き続けている，悲鳴，むせび泣いている，頻回に苦痛を訴える	0 1 2			
	あやしやすさ	・満足している，リラックスしている ・触れてあげたり，抱きしめてあげたり，話しかけることで気を紛らわせ安心する ・あやせない，苦痛を取り除けない	0 1 2			
			合計			
情緒 スコア		・恐れや不安がない。すなわち落ち着いている・泣かない・言語的拒絶がない ・すすり泣く。最初だけ，あるいは軽度の言語的拒絶がある。慰められれば効果がある ・極度に興奮している。号泣，あるいは強い言語的拒絶がある。慰められても効果がない	1 3 5			
協力行動 スコア		・処置やケアに積極的に参加する。協力的態度をとる。 ・処置やケアに際し，最初だけ，あるいは軽度の抵抗をする ・極度の抵抗をする。逃げ出そうとしたり，行動で処置を拒否する	1 3 5			

気づいたこと：　　　　　　　　　　　　　　　　　　　　　観察者サイン

付録D　研究5の採血実施者用の説明見本

オノマトペ使用群

オノマトペを中心とした説明をお願いします。

これから、**チックン**するね。

ここに座ってね（**ゴロン**してね）。

おてて、ピーンできる？

おてて、グーできる？（**グーパー**できる？）

ギュッて、**マキマキ**するね。

これで、**キレイキレイ**（**フキフキ**）するね。

チックンするね。

おてて、パーしてね。

ペッタンするね。

終わったよ。おしまい。

ありがとう。頑張ったね。

対照群

オノマトペを使わない説明をお願いします。

これから、血を採るね。

ここに座ってね（寝てね）。

手を伸ばしてくれる？

手を握ってくれる？

ひも（駆血帯）で、巻くね。

これで、拭くね。

針を刺すね。

手を開いてね。

絆創膏を貼るね。

終わったよ。おしまい。

ありがとう。頑張ったね

著者略歴

石舘　美弥子（いしだて　みやこ）

1960年　東京都港区に生まれる
1981年　東京大学医学部附属看護学校卒業
同　年　東京大学医学部附属病院看護師
2004年　日本大学大学院総合社会情報研究科修了
2016年　神奈川大学大学院人間科学研究科修了
　　　　博士（人間科学）取得
現　在　帝京大学医療技術学部看護学科教授

主要論文

石舘美弥子・山下麻実・いとうたけひこ（2018）．医療処置を受ける幼児に使用するオノマトペのテキストマイニング分析―小児看護学実習前後における看護学生のことばの変化―．日本健康医学会雑誌，26（4），204-211．

石舘美弥子・山下麻実・いとうたけひこ（2015）．小児医療場面において看護師が幼児とのコミュニケーションに用いるオノマトペの特徴．小児保健研究，74（6），914-921．

医療処置を受ける幼児の対処行動を高めるオノマトペの効用

2018年11月15日　初版第1刷発行

著　者　　石　舘　美　弥　子
発行者　　風　間　敬　子

発行所　　株式会社　風　間　書　房
〒101-0051　東京都千代田区神田神保町 1-34
電話 03（3291）5729　FAX 03（3291）5757
振替 00110-5-1853

印刷　太平印刷社　　製本　高地製本所

©2018 Miyako Ishidate　　　　　　　　　NDC 分類：492.925
ISBN978-4-7599-2244-8　　Printed in Japan

JCOPY 〈(社)出版者著作権管理機構　委託出版物〉
本書の無断複製は，著作権法上での例外を除き禁じられています．複製される場合はそのつど事前に(社)出版者著作権管理機構（電話 03-3513-6969, FAX 03-3513-6979, e-mail: info@jcopy.or.jp）の許諾を得てください．